龙砂医学丛书 医案篇

龙砂姜氏医案

附：龙砂医案

清·姜鸿如 著

陶国水 吕建洪 校注

U0206747

中国健康传媒集团
中国医药科技出版社

内 容 提 要

　　《龙砂姜氏医案》一册，抄本，不分卷，题名"冶夫姜大庸鸿如著，孙之檀校"，该书现藏于无锡市中医医院图书室，本次整理将苏州抄本《龙砂医案》附录于后。全书载有 126 则医案，案语精美，引证经典，信手拈来，文气十足，具有清代医案风格，可为中医临床、科研及教学工作者提供参考。

图书在版编目（CIP）数据

　　龙砂姜氏医案 /（清）姜鸿如著；陶国水，吕建洪校注 . — 北京：中国医药科技出版社，2019.5

　　（龙砂医学丛书）

　　ISBN 978-7-5214-0875-1

　　Ⅰ . ①龙…　Ⅱ . ①姜…　②陶…　③吕…　Ⅲ . ①医案 – 汇编 – 中国 – 清代
Ⅳ . ① R249.49

　　中国版本图书馆 CIP 数据核字（2019）第 039930 号

美术编辑　陈君杞
版式设计　也　在

出版　**中国健康传媒集团** ｜ 中国医药科技出版社

地址　北京市海淀区文慧园北路甲 22 号

邮编　100082

电话　发行：010-62227427　邮购：010-62236938

网址　www.cmstp.com

规格　710×1000mm $\frac{1}{16}$

印张　7

字数　77 千字

版次　2019 年 5 月第 1 版

印次　2020 年 3 月第 2 次印刷

印刷　三河市万龙印装有限公司

经销　全国各地新华书店

书号　ISBN 978-7-5214-0875-1

定价　**28.00 元**

無錫市龍砂醫學流派研究所創立

中華醫藥　博大精邃
流派紛呈　各具優勢
錫澄毗鄰　鐘靈毓秀
龍砂醫派　杏苑崛起
經方膏方　五運六氣
歧黃蕭代　懿欤盛哉

九六叟朱良春謹賀　癸巳秋

国医大师　无锡市龙砂医学流派研究所终身名誉所长　朱良春　题词

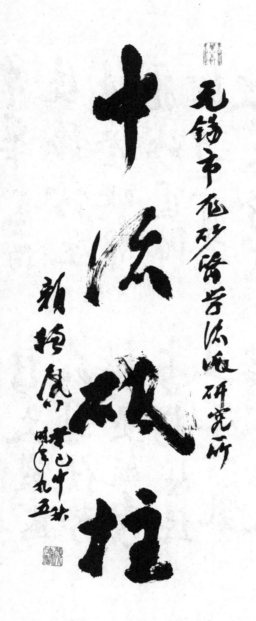

中流砥柱

无锡市龙砂医学流派研究所

新拟凤竹

癸巳午九秋

国医大师　无锡市龙砂医学流派研究所终身名誉所长　颜德馨　题词

陈 序

在中医药学几千年发展的历史长河中，形成了很多流派，学术上，他们各具特色，我主张对各医学流派应不存偏见，博采众长。近年来，国家中医药管理局对中医学术流派的发展很重视，在2012年确立的首批中医学术流派传承工作室建设项目中就有发源于无锡江阴的龙砂医学。

江苏无锡自古文风昌盛，历代贤达辈出，中医氛围浓厚。基于元代著名学者陆文圭奠定文化基础，经明、清两代医家的积累，在苏南地区形成了这样一个有较大影响的学术流派，姜礼、王旭高、柳宝诒、张聿青、曹颖甫、承淡安等著名医家都是其中的代表性人物。更可喜的是，近十年来，龙砂医学的传承与发展工作做得卓有成效，龙砂医学诊疗方法已被确立为江苏省传统医药类非物质文化遗产代表性项目，在全国的影响力越来越大。

这个流派中的医家有一个很重要的学术特色，就是重视《黄帝内经》五运六气学说的研究与应用。20世纪50年代，我初学中医，听蒲辅周老先生结合临床实际讲解吴鞠通《温病条辨》和王孟英《温热经纬》，他非常细腻地讲解历时久远的"运气学说"，讲述五运主病和六气为病。当时因为我刚从西医转而初学中医，听了并不能很好理解。年岁大了，临床医疗经验多了，现在回想，季节寒暑昼夜等对人体及疾病的影响，体现了"天人相应"的道理。这门学说值得进一步深入研究。

中医药学作为我国优秀传统文化中具有原创性的医学科学，越来越受到世界关注。中医药值得"像宝库金矿一样去挖掘"，并需要结合现代科学技术方法继承和创新。比如，20世纪80年代，我们发现清宫医案中蕴藏着巨大的学术价值，于是我们埋头苦干，查了3万多件档案，在其中发掘了大量有价值的文献，这些理论知识和临床经验对现代中医临床仍有积极影响。

传统中医学是古而不老，旧而常新，永远富有生命力的。继承发展中医药精髓、提高临床疗效，要厚古不薄今，温故且知新。

不同学术流派在中医药大的框架下形成一源多流、百家争鸣、百花齐放、精彩纷呈的学术生态，对于丰富临床诊疗手段、促进中医人才培养，具有重要价值。裘沛然先生曾说过："中医学术流派是医学理论产生的土壤和发展的动力，也是医学理论传播及人才培养的摇篮。"

今有无锡市龙砂医学流派研究所同道，编辑出版《龙砂医学丛书》，致力于将该地域独具特色的龙砂医学流派学术精华与特色技艺进行发掘整理与推广，这是对龙砂医学活态传承的重要举措，更是打造无锡中医文化品牌的标识性工作，是一件十分有意义的事，书稿既成，邀我作序，书此数语，以表祝贺！

中国科学院院士

国医大师

2019年1月20日

夏　序

　　中医学术流派是中医学在长期历史发展过程中形成的具有独特学术思想或学术主张及独到临床诊疗技艺的学术派别。发源于我的家乡江阴华士地区的龙砂医派就是中医学术流派中的翘楚。龙砂医派，自宋末元初，绵延数百年，传承至今，医家众多，医著丰富，学术特色鲜明。

　　学派中学术是灵魂，中国古人讲，人的一生要立德、立功、立言，学术正是这"三立"的根本，可以说，我一生都是为了中医学术的发展，我把中医学术视作我的生命。

　　龙砂医学流派的一个重要学术特色就是重视五运六气学说的临床运用。运气学说是中医学比较高层次的理论问题，它是一门气象气候医学，虽然重在预测疾病，但更重要的是应用于临床治疗上所取得的效果，搞清楚了这门学说，我们可以提升中医治病、保健和预防疾病，特别是治未病的水平，有很重要的价值，我希望大家能很好地学习，以使中医发扬光大，更重要的是为全国人民、为世界人民的健康做出更大的贡献。

　　龙砂医学流派的运气学说，还有其自身特点。首先，掌握和运用该学说的医家形成群体，蔚然成风，卓然成派；另外，他们在深耕理论的同时，尤其注重临床实践，将理论与临床有机结合起来；再有，他们秉承实事求是的学风，灵活运用运气，王旭高先生就说过"执司天以求治，而其失在隘；舍司天以求治，而其失在浮"。所以我在给龙砂医学流派相关活动的题词中就明确提出过"龙砂运气学"这个说法。

锡澄比邻，历史上这一带医家之间相互交流颇多。很多江阴医家到无锡城行医，或者两地医家之间有交叉师承关系。譬如，张聿青的学生有江阴吴文涵；我的启蒙老师夏奕钧先生是著名的朱氏伤寒的代表医家朱莘农的弟子，而朱氏晚年悬壶无锡，并和他的兄长朱少鸿一样对沈金鳌的《沈氏尊生书》多有青睐。我们讲流派，除了学术外，还要流动，也就是有一定的辐射度。

2013年，无锡市龙砂医学流派研究所成立，聘请我担任高级学术顾问，这些年他们在非遗挖掘、学术整理、技艺传承、流派推广等方面做了很多卓有成效的工作，尤其是顾植山教授在全国各地传播龙砂运气学说，黄煌教授致力于经方的教学普及推广与国际传播。

顾植山教授牵头成立了中华中医药学会五运六气研究专家协作组、世界中医药学会联合会五运六气专业委员会，两个学术组织的秘书处都挂靠在研究所，每年开展的学术活动精彩纷呈，还在中国中医药报上开设了"五运六气临床应用"专栏，颇获好评，很多人都慕名找他拜师学艺。前面讲到了龙砂医学流派的非遗特色，现在很多非遗都只能成为历史，而龙砂医学流派实现了活态传承。

为了更好地把龙砂医学第一手文献资料保存下来，这几年，龙砂医学流派研究所克服人手不足等困难，经过广泛调研，基本将历代龙砂医家有价值的著作、医案等梳理清晰，进而编撰了本套《龙砂医学丛书》，这是一件十分有意义的事，也是一项大工程！首批出版的14本古籍，很多与五运六气有关，更有一些抄本、孤本。这些资料的汇集，将便于大家更好地学习、利用古人的经验。书稿完成，邀我作序，我欣然应允，谨书以上，以表祝贺，并向各位读者推荐阅读！

近期他们又积极准备将龙砂医学流派研究所升级为无锡市龙砂医学流派研究院，这对于龙砂医学流派的传承发展具有重要的意义，我建议将来条件成熟还可以申请成立江苏省龙砂医学研究院。我坚信现代龙砂医家一定能在前辈医家的基础上，做得更好、更出色。

　　桐花万里丹山路，雏凤清于老凤声！

　　乐为之序！

国医大师　　

2019 年 1 月 28 日于金陵

前　言

　　无锡古称梁溪、金匮，简称锡；江阴古称暨阳、澄江，简称澄。自宋代凿通锡澄运河后，两地交通便捷，商贾交往频繁，故多锡澄联称。无锡、江阴均是苏南古城，一处太湖之北，一踞长江之南，自古文风昌盛，历代名医辈出。发源于锡澄地区的龙砂医学，肇起于宋元，隆盛于清乾嘉时期，再兴于清末民国至今，为苏南地区中医学的一个重要流派。

　　龙砂之名，缘江阴华士（旧称华墅）地区有白龙山和砂山两座山脉，合称龙砂。唐人杜审言在华士写有《重九日宴江阴》诗："蟋蟀期归晚，茱萸节候新……龙沙（砂）即此地，旧俗坐为邻。"清人王家枚有以龙砂命名的书稿《龙砂志略》《龙砂诗存》。近贤承淡安先生也曾在他的日记中记载："亚非国家会议，下月将开幕。我国代表团已组成，钱惠亦为团员之一，我龙砂之光。"因承淡安和钱惠均为华士人，故称"龙砂之光"。

　　清代乾隆年间华士名医姜大镛辑有《龙砂医案》一书，说明龙砂医学之名，由来已久；光绪初年苏州医家姜成之集有《龙砂八家医案》，可见龙砂医学业已闻名于当时的医学中心苏州。

　　龙砂医学由宋末元初著名学者陆文圭奠定医学文化基础。陆氏精通经史百家及天文、地理、律历、医药、算数等古代科学、医学与人文学，被《元史》定评为学界的"东南宗师"。宋亡以后，陆文圭在江阴城东龙山脚下的华士镇专心致力于包括中医学在内的文化教育事业50余年，培养了大批文化及医学人才（仅华士一镇，南宋至清末，能查考到的进士即有50人之多），为龙砂文化区的形成发展和龙砂医学的产生起到了重要的奠基作用。

太极河洛思想和五运六气为宋代两大显学，张仲景的伤寒学也于北宋时期成为经典。宋代的这些学术特色经过陆文圭的传承阐扬，深刻影响了龙砂地区的医家，形成龙砂医学流派学术思想的核心。

陆文圭之后，龙砂地区名医辈出，如元代晚期出了名医吕逸人，明代嘉靖年间有名医吕夔与其孙吕应钟、吕应阳"一门三御医"等。至清代形成了以华士为中心和源头并不断向周边扩大，乃至影响全国的龙砂医学流派名医群体。清·嘉庆元年（1796年）著名学者孔广居在《天叙姜公传》中描述："华墅在邑东五十里，龙、砂两山屏障于后，泰清一水襟带于前，其山川之秀，代产良医，迄今大江南北延医者，都于华墅。"这生动形象地勾勒出了龙砂医学当时的盛况。前面提及的《龙砂八家医案》中就辑录了乾隆、嘉庆年间戚云门、王钟岳、贡一帆、孙御千、戚金泉、叶德培、姜学山、姜恒斋、姜宇瞻九家医案。华士医家群体中，以姜氏世医最为著名。从二世姜礼、三世姜学山、四世姜健到五世姜大镛，一百余年间，"名噪大江南北，数百里间求治者踵相接"。

清代中晚期至民国时期，随着锡澄地区经济文化的繁荣发达，龙砂医学再次崛起，涌现了一大批新的著名医家，其中柳宝诒对近现代龙砂医学的薪火相继作用突出；吴达、张聿青、曹颖甫、薛文元、朱少鸿、承淡安等则进军上海、南京，为江南乃至全国中医的繁荣做出了贡献。

2012年3月，龙砂医学由国家中医药管理局作为试点率先启动中医学术流派传承工作，并于同年11月被国家中医药管理局正式确定为全国首批64家中医学术流派传承工作室建设项目之一。

中医流派有地域性流派和学术性流派之分。地域性流派主要指地域性医家群体；学术性流派（亦称学派）则应具有独特学术思想或学术主张及独到临床诊疗技艺，有清晰的学术传承脉络和一定的历史影响。龙砂医学流派兼有地域性流派和学术性流派特点。

从地域性流派论，龙砂医学又有狭义与广义之分。狭义是指历史上的华士地区（地域龙砂），广义上则包括无锡、江阴、宜兴等环太湖文化区。如宋代名医许叔微（1079～1154年），晚年隐居无锡太湖之滨的"梅梁小隐"长达十年，在锡澄医界颇有名望，陆文圭曾有诗云："江左知名许叔微，公来示之衡气机。天下呻吟尚未息，公持肘后将安归。"可见陆氏对许氏的推崇。许氏是经方派创始人之一，对伤寒经方的推广应用贡献巨大，近来我们在研究许叔微的多部著作的过程中，更发现了他对《黄帝内经》运气学说的活用。可以认为，许叔微对龙砂医学学术思想的形成有一定影响，所以从地域性流派概念以及龙砂医学学术内涵的角度，本丛书也收录了许叔微的部分著作。

在地域中又包括无锡地区许多医学世家，如"吕氏世医""姜氏世医""朱氏伤寒""黄氏喉科""尤氏喉科""吴氏喉科""章氏外科""邓氏内外科""曹氏儿科"等，他们世代相袭，形成家族链，一脉相承。

从地域流派的角度看，龙砂医学流派具有如下四方面的特色和传统。

第一，重视经典研究与应用。《黄帝内经》五运六气方面，如宋代许叔微，明代徐吾元、吕夔，清代吴达、薛福辰、高思敬对于运气的论述，清代戴思谦、缪问、黄堂对运气思维的应用和发挥，均有特色。《伤寒论》方面，许叔微的《百证歌》《发微论》《九十论》，奠定了其在伤寒学术领域的地位，被后世尊为经方派的代表。沈金鳌的《伤寒论纲目》阐发精当中肯，为锡澄地区医家所推崇。柳宝诒将《伤寒论》六经用于在温病临床上，提出"伏邪温病说"，强调伤寒温病为病不同，而六经之见证相同、用药不同，六经之立法相同。龙砂姜氏、王旭高、曹颖甫、朱少鸿、朱莘农的经方应用，对后世影响深远。尤其以曹颖甫为代表，他在上海期间，"用经方取效者十常八九"（《经方实验录·自序》），他倡导经方，谓"仲师之法，今古咸宜"。宜兴人法文淇对伤寒研究颇深，《光宣宜荆县志》载其治病如神，著有《伤寒详解》，弟子门人得其绪余，时称"法派"。同是宜兴人的余景和得柯韵伯《伤寒论翼》抄本，加注而成《余注伤寒论翼》，书中着重注释六经病解及六经方解，通俗易懂，颇有流传。

第二，重视教学与传承。陆文圭是历史上著名的教育家，影响所及，形成龙砂医家注重传承教学的传统。如江阴柳宝诒从北京回江阴后，广收门徒，弟子逾百，其中金兰升、邓养初、薛文元等均为近世名家；无锡汪艺香门生甚多，锡地中医界有"汪党"之称；无锡张聿青门人也达百人，周小农、邵正蒙、吴文涵等名医均出其门下；江阴朱少鸿、朱莘农兄弟两人培养了许履和、顾履庄、仰汉初、邢鹂江、夏奕钧、曹永康、汪朋梅等一批名医。

从民国到新中国成立初期，龙砂医家在中医教育方面的贡献尤为突出。民国时期曹颖甫、薛文元、郭柏良、章巨膺分别担任上海最主要的三大中医学校——上海中医专门学校、上海中国医学院、上海新中国医学院的教务长和院长，执掌三校的教务工作。薛文元是柳宝诒嫡传弟子，上海市国医公会和全国医药团体总联合会的发起创办人之一，1931 年冬，上海中国医学院创办未久，濒临倒闭，薛文元受上海国医公会委派出任院长，挽狂澜于既倒，励精图治，使中国医学院的办学规模和师资力量等都超过当时其他中医学校，因而有"国医最高学府"之誉。1936 年 9 月薛文元辞职后，江阴籍名医、时任副院长的郭柏良继任院长至 1940 年 1 月。在薛文元、郭柏良任院长期间，中国医学院培养的学生成为著名医家的有朱良春、颜德馨、梁乃津、何志雄、陆芷青、董漱六、江育仁、程士德、蔡小荪、谷振声、庞泮池等。

柳宝诒的再传弟子章巨膺，1933年襄助恽铁樵举办中医函授事务所，主持教务，并主编《铁樵医学月刊》，恽铁樵去世后，乃独任其事；后受聘新中国医学院任教务长，新中国成立后任上海第一中医进修班副主任；1956年与程门雪等受命筹建上海中医学院，任教务长。章巨膺一生从事中医教育事业，主要弟子有何任、王玉润、周仲瑛、钱伯文、凌耀星等。

无锡人时逸人受业于同邑名医汪允恭，1928年在上海创设江左国医讲习所，并受聘于上海中医专门学校、中国医学院等校任教。1929年任山西中医改进研究会常务理事，返沪后与施今墨、张赞臣、俞慎初等创办复兴中医专科学校。抗战胜利后，先后在南京创办首都中医院、中医专修班等，并在江苏省中医进修学校高级师资培训班任教。1955年秋调至中国中医研究院，任西苑医院内科主任。他一生热心中医教育，培养了大批中医人才，弟子众多，桃李盈门。

承淡安于1928年开始在苏州、无锡等地开办针灸教育研究机构，抗战期间到四川仍坚持办学，20年间培养学生逾万，遍布海内外。弟子赵尔康、邱茂良、谢锡亮、陈应龙、曾天治、陆善仲、孔昭遐、留章杰等均为针灸名家。

20世纪50年代，锡澄地区一大批名医参与现代中医高校的创建。承淡安于1954年出任江苏省中医进修学校（南京中医药大学前身）校长，该校师资班为全国各中医院校输送了大批优秀师资，被誉为中医界的"黄埔军校"，单被选派去北京的就有董建华、程莘农、王玉川、王绵之、颜正华、印会河、程士德、刘弼臣、杨甲三、孔光一等，为北京中医学院的创办和发展起到了重要作用。国医大师周仲瑛、张灿玾、班秀文等也都毕业于该校办的师资班。邹云翔、马泽人、许履和、夏桂成、邹燕勤、徐福松等参与了南京中医学院及江苏省中医院的创建。这些锡澄医家的努力，为复兴和发扬中医学做出了积极的贡献。

在传承教学中，龙砂医家重视医案的撰写和整理。宋代许叔微的《伤寒九十论》就是九十个案例。柳宝诒的《柳选四家医案》是课徒的教本，影响极大。柳宝诒医案、王旭高医案、张聿青医案、周小农医案、朱少鸿医案、朱敬鸿医案、邓养初医案、邓星伯医案、许履和外科医案等，都是龙砂医学的精品。今人黄煌编写的《医案助读》是一本医案阅读研究的专著，对现代高等中医教育开展传统医案教学做了有益的探索，传承了龙砂医家的传统。

第三，临床多有独到和创新见解。如姜氏写《风痨臌膈四大证治》，集四大证治之精粹；柳宝诒以六经辨伏气温病，创助阴托邪法；张聿青于湿温善用流气化湿法，妙用温胆汤；沈金鳌发挥"肾间动气"说，开腹诊之先；高秉钧所著《疡科心得集》，用温病学说解释指导疡科治疗，被尊为中医外科三大派之一"心得派"的开派人物；朱莘农于"夹阴伤寒"心得独到，善用桂枝汤及其加味方，其"脐腹诊"则受沈金鳌启发而又有创新；起源于清乾隆年间的黄氏喉科，善用"吹药"，传承至今已逾十代，2012年被国家中医药管理局确立为首批64家中医学术流派之一，祖传秘方"黄氏响声丸"蜚声海内；无锡杜氏金针、章氏外科、盛巷曹氏儿科，宜兴汤氏肝科，江阴吴氏喉科，都以临床疗效博得民众的好评和爱戴。

第四，办学结社，编辑刊物。承淡安创办中国最早的针灸学研究社，并扩建为中国针灸讲习所，又创办中国历史上最早的针灸刊物——《针灸杂志》。他开创的针灸函授，先后培养学员3000多人，分校遍及南方各省、香港和东南亚地区，是现代复兴针灸的第一人。为弘扬中医学术，锡澄中医热衷办刊办学。无锡沈奉江于1922年组织无锡中医友谊会，翌年创办《医钟》。张聿青弟子吴玉纯编辑《常熟医药会月刊》，时逸人主编《复兴中医》，朱殿、邹云翔主编《光华医药杂志》，章巨膺主编《铁樵医学月刊》等。此外，丁福保、周小农等还编辑出版了大量中医古籍。

从地域影响来看，龙砂医家与同属于南直隶或江南省的吴门医家、孟河医家乃至新安医家之间关系密切，并多有合作。如民国时期孟河名医丁甘仁在上海创办中医专门学校，特聘龙砂医家曹颖甫为教务长，长期主持该校教务；新中国成立初期承淡安创办南京中医药大学的前身江苏中医进修学校，也多有吴门和孟河医家参与。互相交流渗透方面，如龙砂医家缪问晚年定居苏州传道，叶天士《临证指南医案》由无锡医家华云岫等编辑加按而成，无锡邓星伯在家学基础上复受业于孟河马培之，常熟金兰升则为江阴柳宝诒弟子，马泽人源于孟河而行医于江阴、南京，上海石氏伤科源自无锡，宜兴余景和从学于孟河费兰泉等。一些新安名家也曾行医于龙砂，如孙一奎在宜兴行医并有《宜兴治验》医案传世。

从学术性流派的角度，我们总结提炼了龙砂医学三大主要学术特色。

第一，重视研究和善于运用《黄帝内经》的运气学说。 从现有研究成果可知，龙砂医学延绵数百年，医家众多，虽学术风格不尽一致，但对五运六气理论的重视是其鲜明特色，且著述颇多。明代《无锡金匮县志》载徐吾元"论运气颇精博"；戴思谦寓居无锡，得人授以五运六气、十二经络之秘，后栖居小五湖之石塘山，为人治病，沉疴立起；道光《江阴县志》载明代江阴人吕夔著有《运气发挥》。清代缪问注姜健所传《三因司天方》，吴达《医学求是》有"运气应病说"专论，薛福辰著《素问运气图说》，高思敬在《高憩云外科全书十种》中著有《运气指掌》等。龙砂医家尤为重视运气学说在临床的应用，善用"三因司天方"治疗各种内伤外感疾病是龙砂医家的独门绝技，姜氏世医第四代姜健（字体乾）是杰出代表。

有些医家虽无运气专著，但在其他论著中也常可看到运气思想的身影。如柳宝诒据运气原理阐发伏邪理论；曹颖甫在晚年所作《经方实验录》序言中专门讲述了他十六岁时亲见龙砂名医赵云泉用运气理论治愈其父严重腹泻几死的经历，注释《伤寒论》时亦专取精于运气学说的名家张志聪和黄元御之说；承淡安著有《子午流注针法》，又让其女承为奋翻译了日本医家冈本为竹用日语所作的《运气论奥谚解》；章巨膺于1960年发表《宋以来医学流派和五运六气之关系》一文，用五运六气观点解释了各家学说的产生；邹云翔先生强调"不讲五运六气学说，就是不了解祖国医学"等。

龙砂医家重视五运六气的流派特色，在当代医家中尤为突出。国医大师夏桂成为现代龙砂医家的杰出代表，夏老注重五运六气理论在妇科临床的运用，认为"作为中医师中的一员，应遵从古训，学习和掌握运气学说，推导病变，预测疾病，论治未病"。

第二，重视《伤寒论》经方，特别是注重"方—药—人"体质辨识经方和六经理论指导经方的研究与应用。重视经方的传承和运用是龙砂医学流派又一重要的学术特色。宋代许叔微著有《伤寒百证歌》《伤寒发微论》《伤寒九十论》，奠定了其在伤寒学术领域的地位，被后世尊为经方派的代表之一。徐彬曾有"古来伤寒之圣，唯张仲景，其能推尊仲景而发明者，唯许叔微为最"之语。沈金鳌《伤寒六经主症》一书论述六经病提纲的主证主脉，以"标本中气"论述犯禁后的变证及治疗，特色鲜明，后辑入《伤寒论纲目》。王旭高提倡经方类方研究，王氏是程门雪先生生前最为推崇的医家，程氏所著《伤寒论歌诀》一书多处引用王氏观点。柳宝诒主张"寒温统一""六经辨证"。张聿青既承袭经方之方与法，紧扣病机，巧用经方，异病同治，又取经方之法而不泥其方，病症互参，扩大经方的运用范围。

另据《江苏历代医人志》及无锡地方史志记载，明代吕大韶著《伤寒辨证》，清代钱维镛著《伤寒秘笈续集》，高日震著《伤寒要旨》，华文灿著《伤寒五法辨论》，吴廷桂著《伤寒析义》，王殿标著《伤寒拟论》《金匮管窥》，张孝培撰《伤寒论类疏》，这些书都具有较大价值，如清人汪琥评价张孝培《伤寒论类疏》"其注仲景书能独出己见，而不蹈袭诸家之说"，惜乎很多散佚或未刊。

第三，基于肾命理论运用膏方奉生治未病。 运用膏滋方调体养生是以环太湖龙砂文化区为中心的江浙沪地区民俗，《龙砂八家医案》中即有运用膏滋的脉案；《张聿青医案》中撰有"膏方"一卷；柳宝诒撰有《柳致和堂丸散膏丹释义》一书，目前柳氏致和堂的"膏滋药制作技艺"已入选第三批国家级非物质文化遗产扩展项目名录。

龙砂膏方具有"民俗原创、重在养生治未病""培补命门元阳，顺应'冬至一阳生'""注重阴阳互根，阴中求阳""结合五运六气，必先岁气抓先机""注重熬膏技艺，工艺精良"等五大优势特色。已故无锡市龙砂医学流派研究所终身名誉所长、首届国医大师颜德馨曾为龙砂膏方题词"固本清源，一人一方，适时进补，勿违天和"。正宗龙砂膏方，药材道地，炮制得法，用药精准，工艺纯和；成膏锃亮鉴影，油润如玉，柔韧若脂。

为进一步推动龙砂医学流派学术传承，无锡市政府于2013年正式批准成立无锡市龙砂医学流派研究所，国医大师朱良春与颜德馨共同出任终身名誉所长。朱老为研究所成立题词："中华医药，博大精深，流派纷呈，各具优势，锡澄毗邻，钟灵毓秀，龙砂医派，杏苑崛起，经方膏方，五运六气，岐黄万代，懿欤盛哉。"短短48字，凝练了龙砂医学的地域属性、产生的文化土壤以及主要学术特点，阐明了龙砂医学流派的活态传承现状和美好发展前景。

近年来，无锡市龙砂医学流派研究所本着一种责任感、使命感，围绕文献整理、特色技艺、学术推广、人才培养、科普宣传等方面，对龙砂医学进行全面深入系统的挖掘整理，初显成效。无锡市龙砂医学流派研究所一项重点工作就是对龙砂医学的非物质文化遗产特性进行梳理提炼，2014年成功申报无锡市非物质文化遗产项目并获批准，2016年龙砂医学诊疗方法（JS Ⅷ-22）（传统医药类）再次入选江苏省第四批省级非物质文化遗产代表性项目。

龙砂医学的"非遗"属性有一个鲜明的特点就是形成了活态传承，目前龙砂医学流派有顾植山与黄煌两位代表性传承人，他们承前启后，继往开来。顾植山对运气学说多有默运，深入阐发了运气学说中三阴三阳开阖枢、"三年化疫""伏燥论""七损八益"及《伤寒论》中的"六经欲解时"等重要理论，发掘推广了"三因司天方"的临床应用，在国家科技重大专项疫病预测预警课题方面的研究成绩卓著，引起了学界对中医运气学说的重视，并牵头成立了中华中医药学会五运六气研究专家协作组和世界中医药学会联合会五运六气专业委员会，成为当前全国五运六气研究方面的领军人物。

黄煌以经方的方证与药证为研究重点，用现代医学的语言对经方的传统方证进行破译，并结合自己的临床实践与研究，开创性地提出了以"方—病—人"为中心的"方证相应"学说和"方人药人"学说（经方体质学说），并在方证的规范化、客观化上作出了初步的尝试，致力于经方的教学普及推广与国际传播，在南京中医药大学成立了国际经方学院并担任院长，主持全球最大的公益性经方学术网站"经方医学论坛"，享誉海内外。

中医学术流派在中医药这个大框架下形成一源多流，百家争鸣，百花齐放的学术生态。这对于丰富临床诊疗手段、促进中医人才培养都具有重要价值。历代龙砂医家在行医济世的同时，勤于著述，编纂有五运六气、经方、本草、妇科、杂病等著作多部，为后人留下一笔宝贵的财富。

随着龙砂医学研究的深入和影响力逐步扩大，为了进一步做好学术流派的传承，促进中医学术进步，整理锡澄地区医学史料的工作提上了议事日程。2015年底由无锡市龙砂医学流派研究所牵头，经过调研寻访，对锡澄地区医家著作先作初步摸底，经过论证后，决定编写出版一套《龙砂医学丛书》。本套丛书采取一次设计，分步出版，以辑为主，以写为辅的原则，注重史料性，以时代为纲，内容为目，分册编辑，独立成书。

《龙砂医学丛书》拟收录出版的著作有《三因司天方》《运气证治歌诀》《子午流注针法》《素问运气图说》《运气指掌》《伤寒论纲目》《柳致和堂丸散膏丹释义》《龙砂八家医案》《龙砂姜氏医案》《惜余医案》《倚云轩医案医话医论》《沈芊绿医案》《黄氏纪效新书》《女医杂言》《伤寒九十论》《伤寒经解》《伤寒发微》《金匮发微》《经方实验录》《伤寒论新注》《夹阴伤寒》《伤寒阴阳表里传变愈解》《余注伤寒论翼》《温热逢源》《杂病源流犀烛》《妇科玉尺》《保产要旨》《风痨臌膈四大证治》《推拿捷径》《尤氏喉科》《本草简明图说》《本草经解要》《过氏医案》《王旭高医案》《柳选四家医案》《曹颖甫先生医案》《高氏医案》《吴东旸医案》《汪艺香医案》《张聿青医案》《邓星伯医案》《余听鸿医案》《周小农医案》等著作。这些著作初步分为运气、经方、膏方、医案等系列，他们中有很多已经过多次刊刻翻印，流传甚广，也有的是抄本、孤本，由于种种原因被束之高阁，迫切需要抢救性将其整理出版。

《龙砂医学丛书》的整理出版是一个系统工程，颇耗精力，且短时间不易出成果，但对于一门学术的研究，文献整理工作又是一项重要的基础性工作，《龙砂医学丛书》在编撰过程中有幸得到中国中医科学院、南京中医药大学、山东中医药大学、安徽中医药大学、云南中医药大学多位同道的帮助，中国医药科技出版社鼎力支持。书稿既成，又承蒙中国书法家协会原主席、著名书法家沈鹏先生题写书名，中国中医科学院首席研究员陈可冀院士与江苏省中医院夏桂成教授两位国医大师分别赐序勉励，令《龙砂医学丛书》增色很多，更是对我们的鼓励。在此一并表示衷心的感谢！

《孟子》有言："虽有智慧，不如乘势，虽有镃基，不如待时。"习近平强调："中医药学凝聚着深邃的哲学智慧和中华民族几千年的健康养生理念及其实践经验，是中国古代科学的瑰宝，也是打开中华文明宝库的钥匙。深入研究和科学总结中医药学对丰富世界医学事业、推进生命科学研究具有积极意义。"当前，中医药振兴发展迎来天时、地利、人和的大好时机，龙砂医学流派在中医药学的传承创新发展中负有特殊历史使命，我们将倍加努力，不忘初心，继续前行，把龙砂医学继承好、发展好、利用好，以更好地为人民群众健康服务！

由于学术水平有限，书稿整理中难免存在不足之处，希望专家、读者不吝赐教，以期日臻完善。

《龙砂医学丛书》编委会
无锡市龙砂医学流派研究所

校注说明

1. 全书文字繁体竖排，改为简体横排，加现代标点。

2. 因书改横排，原书表示前后文义的方位词"右"径改为"上"。

3. 底本中的异体字、古今字、通假字均改为现代通行字体，酌情出校。典故以及部分专业术语出注释之。对底本中字形属一般笔画之误，如属日、曰混淆，己、巳、已不分者，径改，不出注。

4. 底本若有衍字、脱字、讹字等，据校本加以改正，出校予以说明。底本无误，校本有误，一律不改，亦不出注。底本与校本文字互有出入，而文意皆通，或意可两存者，以底本为准，并出注。

5. 对难字、生僻字加以注音和解释。凡需注释的字词多次出现时，于首见处出注。

6. 药物名称按现代通用之法律正，如"山查"改为"山楂"，"硃砂"改为"朱砂"，"连乔"改为"连翘"，"铃羊"改为"羚羊角"，"牛旁子"改为"牛蒡子"，"射香"改为"麝香"，"瓜娄"改为瓜蒌，"川山甲"改为"穿山甲"，"兔丝子"改为"菟丝子"，等等，不出注。书中如术、芪等单字药名，为保留著作原貌，不作改动。对于有地方处方书写特色的药物名称，保留原貌，如"嫩双钩""上绵芪"，不便于理解者，出注予以说明。

7. 若底本中原有眉批者，加注置于相应位置。

8. 底本引用他书文献，多有删节及改动，故底本与他校本文字不同时，凡不失原意，皆不改动，以保存原书风貌；出入较大时，出注说明之；错讹者，改正之，并出注。

9.原书中有重合内容者，为保持原貌，不予删减。校本有，底本无，存疑内容，无其他校本者，收于附录。

10.对目录与正文标题不一致的，以正文标题为主，参考目录标题。对目录与正文顺序不一致的，以正文为准，重置目录顺序。对目录脱漏正文篇章的，在目录中补上。

11.书中插图以原书插图重新绘制，有图注者，繁体改为简体，阅读顺序仍从右至左，不予改动。

12.各分册中遇到的具体情况，在各册校后记中予以补充说明。

目录

某痰饮

胸中清旷若太空，然清则艰于旋转，浊饮类聚[1]，有形痰饮积久，溢于络间，痹阻经中气血，此即痛则不通之谓。况脉来右滑左平，与肝病有间。离照当空，阴霾必散，宗仲景微通其阳，辛气入里者为法。

全瓜蒌打碎，一个　薤白二钱　茯苓三钱　桂枝五分　白酒冲入，半杯

本镇赵淋症

淋症，便痛者，病在溺道；不痛者，病在精道矣。脉空入尺，肾病无疑。经云：肾主闭藏，而主司精液。阳光直降；精气自败，与太阳无与。

大熟地　败龟板　锁阳　鹿角霜　归身　建莲　菟丝子　肉苁蓉　黄柏　白芍

此即虎潜丸[2]方。

郁家桥孙呕吐症

肝胀，面青，胁痛[3]，先服旋覆花汤，次服人参莲理汤[4]。

---

[1] 浊饮类聚：苏州抄本作"浊阴类叙"。

[2] 虎潜丸：方出《丹溪心法》卷三，又称健步虎潜丸。由黄柏、龟板、知母、熟地黄、陈皮、白芍、锁阳、虎骨、干姜组成。

[3] 肝胀，面青，胁痛：苏州抄本无此六字。

[4] 人参莲理汤：据文意当为人参连理汤，即理中汤加茯苓、黄连。

常熟方^① 感时症

平素眩晕，肢冷，中气本为不足。今因怒而病，身热八日不解，舌绛津干，恶人与火，脉来左细右滑，重按空虚，口干不欲饮冷，大便曾经溏泄。夫胃主降，脾主升，仲景以太阴病为腹满而痛自利下，阳明病必畏日月光。土虚受湿，湿久生痰，上甚则热，下移则便泄，热则劫精焚液，泄则重虚其里，虽有表邪起见，然新邪反附旧邪也，汗、下均非所宜，惟有理中一法，适合此病肯綮^②。

人参—钱　生小枳实—钱　茯苓钱半　橘红—钱　焦茅术—钱

又方，六脉俱已弦数，与昨较胜，舌边津液稍复，四逆微温，有转退少阳之象。所嫌右寸独弱，痞满恶心，得汤则痞更甚，可知脾气不舒，胃气困厄也，当用升降阴阳法。

人参—钱　姜汁炒川连五分　制半夏钱半　茯苓二钱　川石斛三钱　枳实—钱　姜汁炒竹茹二钱　生姜—片　老枇杷叶去毛洗净，两片

又方，人参、阿胶、羚羊角、鸡子黄、青菊叶。

又方，伤寒发颐，本名汗毒^③，此邪退少阳，疼痛，痰浓，方为邪化正复。今肿漫色白，无疼痛之苦，口甜胸腻，时带恶心，外貌似乎上热，然清散滋养，俱不应手，知脾胃宜温之培

---

① 此案并见于《倚云轩医案医话医论·龙砂医案·温病门》"方案"。
② 肯綮：綮，qìng，典出《庄子集释》卷二上《内篇·养生主》："肯，著骨肉。綮，犹结处也。"比喻事情的要害或关键点。
③ 汗毒：《外科正宗》卷四："伤寒发颐亦名汗毒。此因原受风寒，用药发散未尽，日久传化为热不散，以致项之前后，结肿疼痛。初起身热口渴者，用柴胡葛根汤，清热解毒；患上红色热甚者，如意金黄散敷之；初起身凉不渴者，牛蒡甘桔汤散之；患上微热不红疼痛者，冲和膏和之；肿深不退欲作脓者，托里消毒散。"

之也。①

　　人参钱半　茯苓二钱　白术钱半　角针②七分　肉桂四分　白芍炒，钱半　益智仁八分

常郡孟老太③头晕症

　　左脉弦滑，上盛头晕，心悸，甚而筋惕肉瞤，夏季为最，此下焦空虚，肝风乘虚内鼓，恐蹈中厥之虞。经云：上盛下虚，为厥颠疾故也④。养肝阴、摄肾阳是其大旨。

　　紫衣胡桃　大胡麻　茯神　紫石英　阿胶　桂圆肉

某⑤

　　前患阳虚胸痹，以薤白汤得效，后参剂少用，次年遂患痰饮。诊得右脉稍平，左关前微弦⑥，虽见肝旺之象，然脾胃氤氲之气与干健之阳俱未来复，故宿恙未得全驱也。凡病发投药，每以气味见效。古谓：辛甘化阳，治在中焦⑦。仿此立方。

---

① 此段话苏州抄本作"伤寒发颐，本名汗毒，此即退少阳。疼痛痰哝，方为邪化正复。今肿漫色白，无疼痛之苦，口干胸闷，时带恶心，外貌虽平，内热仍然。清散滋养，俱不应手，知脾胃宜温之培之也。"

② 角针：中药皂角刺的别名，亦名"皂针"。

③ 此案并见于《倚云轩医案医话医论·龙砂医案·肝风肝阳》"孟案"。

④ 为厥颠疾故也：底本作"为厥颠痰故也"。《素问·脉要精微论》云："来疾去徐，上实下虚，为厥颠疾。"颠，《太素》作"癫"。苏州抄本作"上盛下虚，为厥颠疾是也"。据文意及苏州抄本改之。

⑤ 此案并见于《倚云轩医案医话医论·龙砂医案·肝风肝阳》"诸案"。

⑥ 左关前微弦：苏州抄本作"右关前微弦"。

⑦ 治在中焦：底本作"恰在中焦"，据文意改之。

泡淡干姜_{六分}　生白术①_{钱半}　橘红_{钱半}　西桂枝木_{五分}　茯苓_{二钱}　白腊_{一钱}

某

邪虽入荣，然肺气尚郁，卑滥之土②，加以水湿泛滥，中原受戕，并注胁下为患，悬饮成窠，即此症也。据述吞酸欲呕，形削不食，脉小，便难，皆阳气为阴邪锢蔽。宗仲景旋转清阳方法③。

桂枝_{七分}　干姜_{七分}　白芥子_{炒，二钱}　细辛_{五分}　川连_{姜汁炒，六分}　生白术_{钱半}　茯苓_{三钱}　白芍_{钱半}　姜汁_{五匙}　竹沥_{冲入，三钱}

某

肝性喜疏，胃宜宣达，气机阻抑，络遂不和，病斯作矣。据述病甚欲呕，此胃土为木所乘，失冲和之象。历时愈久，诸络皆闭，气血日伤，食减，不能下咽，有升无降，传导失司，大便艰苦，遂致阴枯阳结，有关格之虞。燥剂伤阳，下剂伤阴，皆与是病相左。先从抑肝和胃，不伤气血者导引，再商参药调理可也。

川楝皮_{钱半}　延胡索_{醋炒，钱半}　青葱管_{七寸}　炒桃仁_{去尖，打，钱半}　茯苓_{钱半}　紫檀香_{五分}　旋覆花_{绢包，钱半}　柏子仁_{勿研，一钱}　钩钩④_{后入，二钱}　大红绉纱_{一钱}

---

① 生白术：底本作"生腿术"，据苏州抄本及文意改之。
② 卑滥之土：据文义当为"卑监之土"。卑监为五运主岁中土运不及的名称。《素问·五常政大论》："其不及奈何？……土曰卑监。"王冰注："土虽卑少，犹监万物之生化也。"
③ 宗仲景旋转清阳方法：苏州抄本作"宗仲景旋清阴阳法"。
④ 钩钩：即钩藤，下同。

某

胃气以下行为顺，今肝脏横逆，腑阳困顿，诸络气机壅塞，阳不遂其流利，阴不得循度内守，食不能运，卧不熟寐，日居月诸[1]，精神消索，若再执攻病迁见，徒损胃阳，病势愈炽。盖药乃草木无情，非七返九还[2]之物，鄙见当顺其脏腑之性，导之和之，使顽廉懦立[3]，如大禹治水，原因地制宜，非强法也。

茯苓二钱　川贝钱半　杏仁三钱　苏子炒，钱半　柏子仁钱半　香附磨汁，钱半　橘红五分　降香六分　枇杷叶刷净筋毛，二片

某

痛则喜倚喜按，络空气乘也。大便仍闭，噫气吞酸，总因肝郁之木来侮胃土。胃系阳明，阳明之脉主束筋骨，以利机关。气血日衰，机窍日阻，不能遂其流利之性，所以左支右撑，俱不爽适。重浊坠下，又恐碍胃，当取气味之松灵者。

归须钱半　柏子仁二钱　小茴香炒焦，一钱　松子仁二钱　茯苓钱半　巴戟肉钱半　天冬一钱　沉香汁小半杯

另阿魏打丸腐衣包，二钱，服后即嚼胡桃肉二枚。

---

① 日居月诸：用以指岁月流逝。语出《诗·邶风·日月》："日居月诸，照临下土。"居与诸，语气助词。

② 七返九还：人体五脏与五行生成之数相配，道教以七代表火，九代表金。七返九还指以火炼金，使金返本还原，炼成仙丹。宋·张君房《云笈七签》卷六十九："更服至七返九还，自然魄链尸灭，神怡体清。"

③ 顽廉懦立：顽，贪婪的人。懦，懦弱的人。意思使贪婪的人能够廉洁，使怯弱的人能够自立，形容高尚的事物或行为对人的感化力强。语出战国·邹·孟轲《孟子·万章下》："故闻伯夷之风者，顽夫廉，懦夫有立志。"

某

两肾乃真阳所寓，而背部亦阳气游行之处，阴液既乏，腑阳亦闭，气升则喉间如噎，冲击不通，背乃痛甚，面色如菜，皆气血之伤也。投辛润稍效，可知峻攻峻克断非宜。大便艰苦，必半硫丸①为妙，务要苏郡雷允上②者可用。姑拟辛香开上，苦降导下，暂服一剂，再议。

川贝钱半　郁李仁一钱　苏子炒研，一钱　冬葵子一钱　麻仁一钱　杏仁去皮尖，打，二钱　丁香七粒　香附汁冲，一钱　枇杷叶刷净，二钱

某

涎沫上泛，盘旋咽喉，清阳式微③，浊阴上倨也。吐后病势冰释，郁闭暂通，浊气暂开耳。议用变胃之法④，敌其吐，开其噎，早服之。辛润平肝通络，晚服之。庶乎两顾。

早上服方：人参钱半　茯苓钱半　新会皮三分　沉香汁五匙　川连三分　半夏姜汁炒，钱半　白蜜一匙　姜汁五匙　郁金汁五匙

晚上服方：上桂心研细，冲服六分　淡苁蓉二钱　小茴香炒焦，一钱　柏子仁二钱　麻仁打，三钱　冬葵子钱半　归身钱半　枸杞子钱半　青葱一钱

---

① 半硫丸：方出宋《太平惠民和剂局方》，以半夏、硫黄等份，以生姜自然汁同熬，入干蒸饼末搅和匀，入臼内杵数百下，丸如梧桐子大。除积冷，暖元脏，温脾胃，进饮食。治心腹一切痃癖冷气，及年高风秘、冷秘并皆治之。

② 雷允上：原作"雷云上"，据文义改。雷允上开设的药铺即雷诵芬，原称"雷诵芬堂"，创始人雷大升，字允上，号南山，雷氏上祖原籍江西省丰城，后移苏州定居。

③ 式微：语出自《诗经》，"微"通"昧"，"式"是文言的语气助词。原意指天将黄昏，现指事物由兴盛而衰落。

④ 变胃之法：即健运和中之法。喻嘉言《寓意草》言"刚中柔剂，能变胃而不受胃变"。

江阴南外王^①虚损症

素有哮症，是肺病也。脐下坠痛，间有浊精，溺后复有欲溺难忍之状，脉来弦数，似乎阴亏，实阳衰也。饮食较前不甚甘美，中阳之不足更著矣。宜八味丸，姑从气分通调之，理亦勿缓视。

川附一钱　左牡蛎生，一钱　白茯苓三钱　薏苡米二钱　炒山药钱半　於术钱半　菟丝子钱半　车前子钱半

丸方：生精羊肉十四斤，切薄片，淡水熬膏揭去油　九制於术漂淡，四两　砂仁炒，一两　漂淡苁蓉二两　天冬去心炒，一两五钱　牛膝盐水炒，二两　绵黄芪去心蜜炙，二两　归身炒，三两　山药炒，四两　枸杞子炒，二两　菟丝饼炒，四两

共为末，即以羊肉胶打丸，稍加肉桂末四钱，早上开水送下一钱五分。

常郡孟老太再定丸方

紫石英煅，二两　紫衣胡桃二两　补骨脂漂炒，一两　阿胶钱半　大熟地二两　菟丝子生研，二两　淡菜胶^②二两　巴戟天炒，一两五钱　牛膝盐水炒，一两　炙草五钱　淮小麦炒，二两　枣肉二两

共为末。以熟地、枣肉打烂，同菜胶^③、蜜拌药末为丸，每服四钱。

---

① 此案苏州抄本作"胁下坠痛，间有浊精……姑拟气味通调之理，亦勿缓视。"案后处方剂量或有差别，或未列。另，所配丸方，分早、晚开水送下。
② 淡菜胶：淡菜，即贻贝科动物，也叫青口，渤海部分地区又称其为海虹，雅号"东海夫人"，干制后的贝肉。淡菜胶，即贻贝干制后的贝肉熬制的胶。
③ 菜胶：即淡菜胶。

江苏学宪^① 沈云椒先生令媳

脉数甚而弦，素体畏寒，六月以来，寒热不止，胸膈胀满作痛，易于痧胀，经事后^②，显然阳明中虚，多怒伤肝，病久累及阳维，致八脉失护。当通督脉之阳，佐以调平肝气。

鹿茸生用，一具　四制香附^③姜、醋、酒、盐水各制，四两　当归三两　白芍二两　阿胶另和水溶化，三两　郁金二两　熟地砂仁末拌煮酒蒸，四两　川断二两　云茯苓三两　丹皮二两

前法制。共打烂、烘晒燥入磨为末，蜜丸如桐子大。每早开水送下三钱。

锡邑秦楞芳令政^④ 阴虚火炎喉痛

脉得沉，举之浮，按之紧，乃坎中之阳，上循其主之地，散之则益升，抑之则愈炽，盖不焰之火，不受折者。且外治内药，拟一方以请政^⑤。竟用丸料，勿事汤药^⑥。

---

① 学宪：即学政。古代学官名，提督学政，主管一省教育科举，俗称学台，与按察使属同级别，正三品。由朝廷委派到各省主持院试，并督察各地学官的官员。明·张居正《答陕西学道王麟洲》："而三秦重地，学宪要秩，非假重望，不足以当之。"
② 六月以来……经事后：苏州抄本作"六月以来，寒热不止，胸膈肚满心痛，易于痧胀，经事后期"。
③ 四制香附：本案用姜、醋、酒、盐水各制，而《本草纲目》中将大香附子擦去毛一斤，分作四份，分别醇酒浸、醇醋浸、盐水浸、童便浸，几日后，取出香附子，洗净，晒干，捣烂，微培为末，为醋者面糊，制丸，如梧桐子大。以治妇人经候不调，兼诸病。
④ 令政：敬称他人的嫡妻。
⑤ 请政：敬辞，即请斧正。
⑥ 竟用丸料，勿事汤药：苏州抄本作"竟作丸料，不持汤药。"

浔州^①薄桂^②二两　大熟地六两　山萸肉三两　怀山药三两　茯苓一两五钱　丹皮一两五钱　泽泻一两五钱　龟胶二两　秋石八钱

本镇贡虚症

六脉虚弦无力，不独气血并虚，元阳无火，木凌土位，脾虚不能运化而生痰。高年大症，单腹之征，合早宜服右归丸，晚理中汤主之。

大熟地八两　萸肉炒，五两　山药炒，四两　枸杞炒，四两　鹿胶四两　菟丝子炒，四两　当归三两　制川附二两　肉桂二两　杜仲姜汤炒，四两

先将熟地杵膏，炼蜜丸如桐子大，每日开水送下三四钱。

周庄苏梦泄

肝部独旺，上亢肺而下侵肾，此气禀之偏，胆识过人，可与有为者也，然病亦由此生矣。亢金则肺不宣通，侵肾则直走宗筋，逼成梦泄，皆肝为之也。用三才封髓丹^③，以何首乌为君。

---

① 浔州：原唐代分燕州置浔州府，府治在今广西桂平市区东南，清·赵翼《檐曝杂记》卷三云："肉桂以安南出者为上，安南又以清化镇出者为上。粤西浔州之桂，皆民间所种，非山中自生长者，故不及也。然清化桂今已不可得。闻其国有禁，欲入山采桂者，必先纳银五百两，然后给票听入。既入，唯恐不得偿所费，遇桂虽如指大者，亦砍伐不遗，故无复遗种矣。安南入贡之年，内地人多向买。安南人先向浔州买归，炙而曲之，使作交桂状，不知者辄为所愚。其实浔桂亦自可用，但须年久而大合抱者，视其附皮之肉若有沙便佳。然而新砍者乃润而有油，枯则无用也。"

② 薄桂：与桂枝同种，而皮略薄，《本草述》有云："桂枝与薄桂，虽皆属细枝条，但薄桂尤其皮之薄者，故和营之力似不及枝也。"

③ 三才封髓丹：方出元·罗天益《卫生宝鉴》，由人参、天冬、熟地、黄柏、砂仁、甘草组成。具有泻火坚阴、固精封髓功效。

制首乌　官拣人参^①　大熟地　天门冬

青旸黄^② 咳血

少腹冲气，从左上逆，血即随气咳吐，时复喉燥唇红，此肝阳左升太过，皆因肾阴收摄少权。治宜滋养三阴，壮水制火，但阴无骤充之理，仍从血脱补气一法。

人参　熟地　阿胶　女贞子　枣仁　茯神　山萸肉　芡实　建莲

长泾张^③ 久咳失血

久咳失血，寒热似疟，脉弦细，自汗过多，系营卫两虚、心肺不足之候。

黄芪　白术　桂枝　麦冬　北沙参　川贝　紫菀　橘红　炙草　大枣

阳湖赵云松令郎^④

金水二脏俱虚，不能滋养肝木，木燥生火，自左胁至胸脘，气逆升腾，上泛欲呕，交秋冬更甚者，秋为燥令，不能制木，

---

① 官拣人参：又称官拣参，为道地药材。清·潘荣陛《帝京岁时纪胜·皇都品汇》说："欲识真诚药饵，京师地道为先……益元堂官拣人参（官拣参），还欺瑞草。"
② 此案见《龙砂八家医案·戚云门先生方案》"长泾程子能"。苏州抄本方药中无"建莲"。
③ 此案见《龙砂八家医案·戚云门先生方案》"清旸沈荆山"，案中方药有白芍，无"川贝、白术"。苏州抄本方药中亦无"白术"。
④ 此案见《龙砂八家医案·戚云门先生方案》"江邑高方锡令郎"。苏州抄本晚用方中无"牛膝"。

反助木之燥也。今拟早用保肺和肝，晚用养阴纳气之法。

大麦冬　北沙参　旋覆花　川贝　橘红　沙苑蒺藜　白芍　牡蛎粉　苏子　青铅

煎服。

晚用六味加沉香、白芍、磁石、牛膝。

靖江瞿[1] 泄精

诊脉虚滑，右大于左，两尺空滑，少年阳道不举，溺浊遗精，寐多汗泄，属真阴内亏，肾虚不固，未可徒以相火治也。

人参　茯神　枣仁　菟丝子　枸杞子　芡实　五味子　益智仁　莲肉

宜兴王[2]

脉虚数，两关坚锐，阴虚复多痰火。治法：心肾宜补，肝脏宜疏。

生地　阿胶　丹皮　牡蛎　麦冬　川贝　夏枯草

云亭曹[3] 失音

久嗽失音，漏卮[4] 不实，金水二脏损伤已极，寝食皆不和

---

[1]　此案见《龙砂八家医案·戚云门先生方案》"徽州吴端侯"。苏州抄本方药中无"莲肉"。

[2]　此案见《龙砂八家医案·戚云门先生方案》"夏港夏雨时令郎"，案中"阴虚复多痰火"作"阴虚复多火郁"。

[3]　此案见《龙砂八家医案·戚云门先生方案》"江邑李希贤"，案中方药无"枇杷叶"。

[4]　漏卮：卮（zhī），同"卮"，一种古代酒器。漏卮，指底上有孔的酒器。《淮南子·泛论训》："今夫溜水足以溢壶榼，而江河不能实漏卮，故人心犹是也。"

适，滋则碍脾，燥则碍肺，用保和法。

茯神　苡仁　麦冬　北沙参　干百合　款冬花　阿胶　橘红　枇杷叶

常熟蒋[①]

精以养神，柔以养筋，元气损，血液不能灌溉诸经，痹痛频作，寒热交加，所谓阳维为病，苦寒热也。

鹿角霜　黄芪　当归　白芍　炙草　桂枝　生地　牛膝　萆薢　枸杞　鳖甲　桑枝尖

另丸方，去白芍、炙草，加虎潜、白术。

梅里[②] 陆[③]

诊脉左弦涩，右弱，肺主出气，肾主纳气，久嗽气虚，阳不下达，金不制木，木反乘金，致身半以上先病浮肿，继以失血。治宜滋肝益肾，纳气归元，未可徒以相火治也。

生地炭　紫菀　牛膝　郁金　沉香　麦冬　杏仁　橘红　桑皮

福山周[④]

耳鸣重听，健忘泄精，心肾久属两虚，食后胃反欲吐，语

---

① 此案见《龙砂八家医案·戚云门先生方案》"无锡钱绍尧"，案中方药无"生地"。
② 梅里：商末周初吴国之都。即今无锡新区梅村镇。南朝梁·无锡令刘昭在所注《后汉书·郡国志》中首倡梅里在无锡说。
③ 此案见《龙砂八家医案·戚云门先生方案》"大兴邢奇功"。苏州抄本方药中无"桑皮"。
④ 此案见《龙砂八家医案·戚云门先生方案》"徽州方时和"，案中早服方无"蒺藜"。

多气即喘促，中土大亏，近复增咳，咽喉不清，属心火刑金，脾弱失运。宜早用心肾交通补养，晚用和中育脾、清气化痰之味佐之。

早服方：大熟地　茯神　枣仁　远志　枸杞　芡实　麦冬　菟丝子　蒺藜　益智子　石菖蒲

蜜丸，秋冬加羊外肾四具。

晚服方：建莲　於术　茯苓　川连　橘红　川贝　牡蛎　沉香　藿香梗　枇杷叶

煎汤泛丸。

如皋王 [①]

左脉细弦，右寸关短滑，睾丸漏卮有年，腰脊牵引酸痛，肾精肝血已自内损，今食减，咳逆多痰，脾肺之阳亦亏。先宜崇土固金，后用补益下焦。

人参　茯神　枣仁　麦冬　沙参　百合　芡实　枸杞　枇杷叶

晚投百花琼玉膏 [②]。

大生地　麦冬　枸杞子　阿胶　百合　款冬花

法制熬膏，滤清，入人参末一两、琥珀末三钱、茯苓末一两五钱、沉香末三钱，炼蜜收贮磁器 [③]，用绵纸 [④] 箬叶封固，隔

---

① 此案见《龙砂八家医案·戚云门先生方案》"玉岐苏逸美"。
② 百花琼玉膏：百花，即白蜜，因白蜜为百花之精，故名之。琼玉膏，方出南宋·洪遵《洪氏集验方》。由白茯苓、白蜜、人参、生地黄组成，具有补虚健脾之功效。
③ 磁器：即瓷器。
④ 绵纸：由树木的韧皮纤维制成，因色白柔韧，纤维细长如绵，故称。明·胡应麟《少室山房笔丛·经籍会通四》："凡印书，永丰绵纸上……"

汤煮一昼夜，再用冷水浸一宿，开水冲服。

江邑朱 [①]

酒湿酿热，多饮则肝浮胃胀 [②]，咳血半月，脉弦细，皆酒客伤中，致血热不归经络，病在肝胃二脏。

芦根　鲜生地汁　紫菀　黑山栀　丹皮　麦冬　苏子　郁金　薏苡仁

城中李 [③] 血症

脉弦大空豁，少年阳亢阴亏，血随气火升动，急宜凉肝滋肾之品，以引血归经，再议进退治法。

鲜生地　犀角　阿胶　麦冬　牛膝　紫菀　苏子　橘红　茜草　藕汁

田庄杨元峰令政 [④]

头目眩晕空痛，脉虚弦无力，两尺微涩，此皆木郁生火，风自火出，虚风郁火，上乘高颠。经云：脑为髓海。而肝胆之

---

① 此案见《龙砂八家医案·戚云门先生方案》"休宁程公宾"。案中"致血热不归经络，病在肝肾二脏"作"阳络损伤，致血逆不归经络，病在肝胃二脏"，方药中有"射干"，无"紫菀"。

② 肝浮胃胀：语出《灵枢·论勇》中有关"酒悖"论。"少俞曰：酒者，水谷之精，熟谷之液也，其气慓悍，其入于胃中，则胃胀，气上逆，满于胸中，肝浮胆横，当是之时，固比于勇士，气衰则悔。与勇士同类，不知避之，名曰酒悖也。"

③ 此案见《龙砂八家医案·戚云门先生方案》"张皋木令孙"。

④ 此案见《龙砂八家医案·戚云门先生方案》"孟瑞占令政"，案中方药无"知母"。

络又皆络于脑，因平昔精髓内枯，肝郁血燥所致，非外感温散可解。法宜滋肝养阴，熄风降火，尤当情怀开畅，善司调摄为要。

九制首乌　白蒺藜　甘菊花　知母　柏子仁　远志　茯神　玄参　丹皮

加活磁石煅研绢包，三钱。

燕桥许 ①

脉左细涩，右虚滑，肢节酸疼，腿足麻木不仁，悉偏于右。凡男子中年后，精血易枯，肝风鼓动，脾失健运之机，浊痰凝聚，清阳不宣，而胸脘噎塞，此偏风血槁之渐也。

天麻　归身炒　牛膝　鲜首乌打汁　云茯苓　半夏制　干姜　桂枝

服四剂稍减。照前方去天麻，加木瓜、川芎。

陈市陈 ②

右体酸疼麻木，迎风流泪，失明，是肝肾精血交损，致内风习习然鼓动，头目昏昧，所谓下虚必上实也。

用六味丸加龟胶、茯神、远志、河车。

---

① 此案案末有批语"沈云：偏风血槁乃用桂枝、干姜，恐有未合"，不知为何人所作批语。此案见《龙砂八家医案·戚云门先生方案》"程又恒"，案中"浊痰凝聚，清阳不宣"为"浊痰凝聚清阳"，无"不宣"二字，案中复诊方药有"天虫"。

② 此案见《龙砂八家医案·戚云门先生方案》"黄土岩戴士周"，案中"头目眩冒"为"头目冒昧"。

徐市易^①

诊脉弦滑，右关独大，头目眩冒，腿股酸痛，此风痰郁滞经络，郁极生火，火与风合，上凌空窍，蒙蔽清阳，致神不清爽。急者先治，降火豁痰，而风自熄。

钩钩　甘菊　玉竹　制半夏　橘红　茯苓　甘草　薄荷　石菖蒲汁　姜汁　竹沥

章家桥贡^②

脉数弦滑，痰火内滞，风邪外触。

半夏　橘红　茯苓　甘草　薄荷　蔻仁　杏仁　苏梗　滑石

苏州汪^③同薛公望诊时公望
自浙归省与子先后而至

虚风偏中，调治两月，手足已能运动，误用熏药取汗，梦泄，食减，姑拟一方，服三四剂，至初五日，方得复延诊视，以定案。用都气丸作煎剂，如饮子煎法。

又，劫夺强汗，木躁火炎，营血耗，君相动，则精泄不固矣。

---

① 此案见《龙砂八家医案·戚云门先生方案》"长泾方玉祥"。
② 此案见《龙砂八家医案·戚云门先生方案》"张参可"，案中方药无"苏梗"，有"桔梗"。
③ 此案见《龙砂八家医案·戚云门先生方案》"城中刘友陆"，案中为"悬拟一方，服二三剂，复延诊视，用都气丸作煎料，如饮子煎法"。案中方药有"小麦、玉竹、金器、益元散"，无"冲入饴糖服"五字。

今交长夏[1]，火土司升而烦躁，面庞精采外越，须预防狂乱变幻。不然，曷不观乎仲景太阳条中，火迫劫汗亡阳之惊狂、起卧不安者乎！仿复脉汤意。

人参　桂枝　麦冬　生地　阿胶　炙草　牡蛎　龙骨　茯神

加姜、枣煎，冲入饴糖服。

无锡蒋[2]风消症

脉左弦数，右关滑大，善饥肉脱，诸药不应。因思风横脾胃，煽烧中土，致谷食不能荣养肌肉，精力日衰。经云：二阳之病发心脾，其传为风消。可知子病必由于其母，脏病必由于腑也。仿河间法。

石斛　玉竹　钩钩　枳壳　地骨皮　黄芪　人参　牛膝　附子　茯苓　五味子　川断肉

服十剂，小效。

照前方加羌活、防风，晚服。再定丸方早上服。

天冬　人参　麦冬　续断　生地　玉竹　钩钩　山药　地骨皮　石斛　牛膝　茯苓

蜜丸桐子大。煎药前后守此一法，四十剂而愈。

---

① 今交长夏：苏州抄本复诊作"清明"。
② 此案见《龙砂八家医案·戚云门先生方案》"无锡蒋尊之"，案中"可知"后为"子病必累及其母，脏病必连及腑也"。苏州抄本初诊方药中有"生地"。

常熟杨① 伤寒发斑

诊脉沉而有力，舌焦身汗，神昏壮热，发斑晦滞坚满，二便闭结，适合伤寒下格，邪气内盛，脉反郁伏之说。羌防辛散，徒耗其阴，于里症无与也，急当苦以泄之。

大黄　枳壳　厚朴　黄连　黄柏　犀角　山栀仁

金童桥金②

脉细涩，少腹胀如覆杯，舌燥渴饮，躁狂，便闭，乃心阳火炽，脏病连腑，气不宣化，致手足太阳之腑俱热结也。议用桃仁承气汤。

沙湖里陈③

寒热，胁痛，脉弦细数，系邪郁少阳不清。

小柴胡汤加桂枝、郁金、赤芍。

---

① 此案见《龙砂八家医案·戚云门先生方案》"杨纶宣"，案中方药无"枳壳、黄柏"，有"枳实汁、黄芩、鲜生地"。苏州抄本"二便闭结"作"大便秘结"。此案并见于《倚云轩医案医话医论·龙砂医案·温病门》"杨案"。
② 此案见《龙砂八家医案·戚云门先生方案》"顾村徐九官令政"。此案并见于《倚云轩医案医话医论·龙砂医案》"金案"。
③ 此案见《龙砂八家医案·戚云门先生方案》"程汉平"。此案并见于《倚云轩医案医话医论·龙砂医案·温病门》"陈案"。

长泾张①

脉左关弦急搏指，两尺微细欲绝，啮舌②，喉痹，腹痛吐蛔，皆少阴厥阴见症，以其脉循喉咙，而气至则为啮舌。夫肾脏虚，水无坐镇之权，斯肉瞤而筋惕，此时不以回阳为治，虚虚之祸将何所底止。

人参　附子　白术　肉桂　白芍　甘草　陈皮　益智　干姜　吴萸

杨舍卞③

病过两候，脉不和缓，舌干鼻鼾，上哕下泄，非退象也。

川连　半夏　干姜　黄芩　炙草　广皮　竹茹　姜　枣

又丁风热④

左脉细弱，右寸滑大，忽患腰痛，近因风热客邪，袭伤肺络，先议辛凉清上。

桔梗　半夏　桑叶　薄荷　杏仁　沙参　橘红　茯苓甘草

---

① 此案见《龙砂八家医案·戚云门先生方案》"姜宇瞻令郎"。
② 啮舌：啮，咬也。啮舌为一种临床症状，表现为患者不自主地嚼咬自己舌头。《灵枢·口问》："少阴气至则啮舌，少阳气至则啮颊，阳明气至则啮唇矣。"
③ 此案见《龙砂八家医案·戚云门先生方案》"马嘶桥陶女"。此案并见于《倚云轩医案医话医论·龙砂医案·温病门》"丁案"。
④ 此案见《龙砂八家医案·戚云门先生方案》"筑塘叶彩生"，案中"忽患腰痛"作"向患腰痛"。此案并见于《倚云轩医案医话医论·龙砂医案·温病门》"丁案"。

中房陶①

风火内郁日久，客邪外触，表里不和，寒热头疼，胁痛，以解表为先。

青蒿　紫苏　半夏　连翘　山栀　橘红　甘草

祝塘陆② 风热

脉浮弦，寒热头痛，筋脉不舒，此风热外客两阳之象。

秦艽　葛根　桂枝　赤芍　半夏　广皮　炙草　枣　姜

顾山胥③

脉数浮弦，风伤肺胃之络。

杏仁　桑皮　桔梗　郁金　川贝　苏梗　防风　橘红

广福平④

脉弦滑，右关独大，寒热似疟，肢体麻木不舒。虽外感暑邪，然中虚，向有积痰，尤宜兼顾其里。

---

① 此案见《龙砂八家医案·戚云门先生方案》"东庄陶"。
② 此案见《龙砂八家医案·戚云门先生方案》"长寿方"。
③ 此案见《龙砂八家医案·戚云门先生方案》"常熟王"。
④ 此案见《龙砂八家医案·戚云门先生方案》"倪振功"，案中"虽外感暑邪"作"虽外感风热"。

青皮饮^①去柴胡，加钩钩、玉竹。

陈墅姚^②风温

喉痛目胀，里热外寒，痰咳，渴饮，此系伏气为病，名曰风温。过服温散，夺液伤阴，致寐中躁扰多烦。经云：卫气行阴得寐。今少寐即躁，显然阴不交恋而动越也。节庵云：过时而发，病不在表也；已经汗下，亦不在表。其忌于辛温表散可知。

复脉汤加天冬、玉竹、茯神、鲜生地，去麻仁、大枣。

靖江朱^③

风温初起，即发谵语，自汗多卧，不发热而大便结。据述脉沉细数促，已经半月，犹以汗下劫夺，焉望向安？余诊左脉细乱，右脉断续，口开目闭，舌板唇焦，不语失溲，头项强直，手足拘挛，种种恶象，皆成坏症，立法制方，殊为棘手。至细按胸胁脐下，少腹宗筋，凝滞不和，时复冲逆，此非动气，亦

---

① 青皮饮：方出《百一选方》卷十一，名见《普济方》卷一九七，主治：远近疟疾，药有常山（如鸡骨者）、青皮（去瓤）、乌梅（去核）、槟榔（如鸡心者）、草果（去皮）、甘草（炙）各等份；或见《痧疟纂要》卷十二，药有人参、半夏、白术、青皮、乌梅、草果、姜、枣。

清脾饮：方出《胎产秘书》卷上，主治妊娠疟症，热多寒少，药有白术、茯苓、知母、青皮、厚朴、黄芩、甘草、柴胡、生姜。根据文意，"去柴胡"，而"青皮饮"中无柴胡，故当为"清脾饮"。

② 此案见于《龙砂八家医案·戚云门先生方案》"张应天徽州"。此案并见《倚云轩医案医话医论·龙砂医案·温病门》"姚案"。

③ 此案见《龙砂八家医案·戚云门先生方案》"江邑赵玉圃"，案中于"每取味中之气"后有"浊药轻投"4字。苏州抄本有"冀其流利转运，关钥渐通，庶可斡旋于万一"句。此案并见《倚云轩医案医话医论·龙砂医案·温病门》"朱案"。

非燥结。因思六旬高年，津液已枯，素多操持怫郁，夏初省墓，强涉高巅，触山岚时气，越数日而病发，乃阴气不荣，阳邪郁伏，少阴少阳，开合不司，枢转不利，而清浊升降失度，经络机窍不灵，即《内经》所谓：精不能养神，柔不能养筋也。考古法中，阳陷入阴，气血顽钝，每取味中之气，从阴引阳，开之通之，清之泄之，补以运之，都以督之。

地黄引子，用羚羊角一钱、北细辛三分、玉竹三钱、茯神三钱、益元散三钱，煎汤代水。另冲人参一钱，温服。

江邑吴尊夫人 ①

脉右微弱，左弦细，木燥血枯，肾阴虚损，肝风内动，火灼津液，气壅生痰，阻塞坠道，机关不利，项强肢挛，筋脉不荣，神倦流涎，语言艰涩。经曰：诸风掉眩，皆属肝木。木失水滋，母病而累乎子也，第质弱病延，大伤神气，治本则痰火未清，治标则本元耗散，风淫所胜。治以甘寒，中土不伤，标本兼施矣。

玉竹　钩钩　天麻　茯神　当归　白芍　牡蛎　炙草

又，神脉稍清，语言略爽，痰涎挛痛，仍复如前。经云：肝痹善痛，大筋软短，小筋弛长；肾痹善胀，尻以代踵，脊以代头。肝肾血痹，筋骨焉能流利，仍用前法加减，缓调多服为宜。

早服：人参　玉竹　茯神　远志　牡蛎　钩钩　紫石英　明天麻

晚服：人乳　竹沥　姜汁　梨汁　嫩桑枝尖汁

---

① 此案见《龙砂八家医案·戚云门先生方案》"城中刘声远夫人"。

各取一小杯，煎膏，调入血珀末二钱、羚羊角末二钱、胆星末二钱，炼蜜二两，熬取厚膏，不拘时顿解[①]，开水冲服。

江邑周女[②]

脉虚滑数，两尺微细，久病羸弱，肝肾式微，阴不交阳，心神不聚，胞络空虚，痰火内迷，乘虚厥动，精识蒙蔽，虚中夹实，语言失绪。早安神志心肾为宜，晚涤痰火，不失病机。方阙。

长寿王[③]饮邪

努力负重伤中，气结不舒，脘痛，按之有声，脉左细右弦，两尺空豁，因痛久而气血交损，且调中气再商。

又，服调气药，胀痛稍缓，但按左胁下，气鸣响仍然不止。要皆饮邪致脾胃不舒，所谓最虚之处，便是容邪之地。

本镇赵氏

凡厥，皆厥阴肝木。暴厥耳聋，此厥阳上冒清窍。食少呕逆，性喜酸味，肝病吐涎，治痰无用。

小川连　白芍　乌梅　郁李仁　麻仁

召伯张① 肝病

关脉弦，尺脉弱，腰脊痛，少腹胀，气从左胁下绕脐攻逆，浊饮凝聚下焦，见症皆属肝肾，议温柔通利。

煎方：大熟地　白芍　牛膝　肉桂　桃仁　郁金　当归　大红绉纱

丸方：肉苁蓉　熟地　肉桂　小茴　补骨脂　牛膝　川断　归身

又，胁痛脘闷，气塞不通，日晡烦热，小便赤色，而脉弦细，都因水亏木张，肝火上乘脾土，交春夏，木火升腾，前病复来矣，暂拟左金疏泄。

江西钟客②

肝为至阴之脏，故痛发必交阴分，疏肝佐以养阴。

肉苁蓉　归身　白芍　金铃子　玄胡索　桃仁　茯苓　广皮　木香

七字堰赵③ 肝病

痛起右胁，上及中脘，下趋少腹，脉弦结歇止，此脾阳不

① 此案见《龙砂八家医案·戚云门先生方案》"徽友顾御六"。苏州抄本"水亏木张"作"水亏木强"。
② 此案见《龙砂八家医案·戚云门先生方案》"沙友林"。苏州抄本"疏肝佐以养阴"作"疏泄佐以养阴"。
③ 此案见《龙砂八家医案·戚云门先生方案》"孙团士"，案中为"病起左胁，上及中脘……此胆阳不舒，肝邪用事……"方药中有"附子"。

舒，肝邪用事，则气血痹阻，冲突乎其间也，宗通则不痛之意。

当归　香附　丹参　青皮　茯神　通草　新绛　青葱

斜桥张[1] 淋症

脉数芤弦，肝肾真阴内损，阴虚阳搏血动，下溢淋漓，固当滋益肾阴，引血归肝，但肝病必然乘脾，又当佐以植土。

又，脉缓弱，火渐降，血自得引归肝经，但汗多食少色夺，此阴虚阳无附也，急宜补气以扶血，毋徒见血投凉。

新桥顾胃气病

胃脘痛，食少便溏，脉细弦数，此湿热积于上焦，浸淫脾土，而腑阳传送不行，和胃健脾[2]，用香砂六君子汤。

北润徐

荣为水谷之精气，卫为水谷之悍气。阴虚火燥，则精悍之气不足以充荣卫，使寒热食减，津液暗消矣。用复脉汤。

江苏粮道[3] 安令亲[4]

经云：血脱补气。以有形之血，不能速生；无形之气，所

---

① 此案见《龙砂八家医案·咸云门先生方案》"许公安令媳"。
② 和胃健脾：苏州抄本无此四字。
③ 粮道：官名，督粮道的简称，掌督运漕粮。明代置于各省，为布政司左右参政、左右参议分司。清代则在有漕粮之省设置，"掌监察兑粮，督押运艘，而治其政令"。
④ 此案见《龙砂八家医案·咸云门先生方案》"洋岐徐"。

当急固。即太仆所云：无阳则阴无以生，无阴则阳无以化也①。今以年高气弱，阳络伤而血外溢。

治病之初，但以滋阴降火为事，不知周身之血，悉统乎脾，脾恶湿而喜甘，过用归、地、芩、连，壅于脾胃，则中州窒塞，升降无由，遂成胀满之候也。况元气素虚，平昔思虑多郁，肝脾之阳，久已不和，去冬先患肿毒，后即继以血症，血去则脾损，而气愈弱矣。

今诊脉虚弦不和，两关促大而涩，可知病起因由，皆关脾肝两脏。是时急于寒凉止血，遂令屈曲之木，愈陷于壅塞之土。时当春令，不复望有畅茂条达之机。

急者先治，莫过调脾和胃一法，则州都运化，决渎宣通，而胃气自能下行，脾气游溢，自可致精于肺，以通调水道，斯清浊自分，上下无不条达，中土既和，精悍得以四布，又何必拘于开鬼门、洁净府、逐水消肿之险剂，而胀始释哉。

补中益气汤去黄芪倍人参，加茯苓、泽泻、姜、枣，煎。

峭岐黄 ②

胀久，气日益衰，致胸腹脐渐硬，食下更甚，虽云脾病善胀，要亦肝肾少司摄纳使然。医家专事辛燥，罔顾下元虚损，多见其不知量也。

金匮肾气丸，五加皮饮煎汤服。

---

① 无阳则阴无以生，无阴则阳无以化也：语见唐·王冰注《素问·四气调神大论》。王冰，号启玄子，又作启元子。约生于唐景云元年（710年），卒于贞元二十年（805年），唐宝应中（762~763年）为太仆令，故称为王太仆。
② 此案见《龙砂八家医案·戚云门先生方案》"云亭李乾一"。

陆家桥王 ①

咳逆浮肿，脉浮弦数，宗仲景汗出恶风，用越婢汤法。
越婢加茅术、桑皮、苏梗、大腹皮、姜皮。
又，脉缓嗽减，风水已退，从脾肺两经调养。
葶苈子　车前子　广皮　姜皮　茯苓　薏苡仁　白术

宜兴杨氏 ② 肿胀

脾病则九窍不利，以至阴之脏，不得阳和舒布，斯水谷入胃，传送不行，清浊混乱，遂成腹满肿胀之病。此经旨所云：脏寒生满病，三阴结，谓之水也。病者胎前初患喘嗽，产后继以肿胀，经今百有余日，脉来微弱无神，在右尤甚，可知气血式微，中焦窒塞，升降无由，州都失职，决渎不宣，日居月诸，灌入隧道，精血脂液，浸淫洋溢，悉化为水。读病机一十九条③，所以胀病独归脾土，盖脾损则不能散精于肺，而病于上；胃损则不能司肾之关钥，而病于下；三焦俱病，再以纯阴之剂投之，求其向愈，岂可得乎？勉拟东垣脾宜升，胃宜降，合以回阳④，以回阳不失乎人事之当尽也可。

真武汤加肉桂。

---

① 此案见《龙砂八家医案·戚云门先生方案》"恬庄程"。
② 此案见《龙砂八家医案·戚云门先生方案》"宋大年令政"；案中"悉化为水"后有"总由中央孤脏无气，不能灌溉四旁，以镇流行，则水湿泛滥而难支矣"内容，方药有"真武汤加肉桂"。苏州抄本亦有"真武汤加肉桂"。
③ 读病机一十九条：底本、苏州抄本皆作"读病机二十九条"，当为舛误，现据《内经》及文意改之。
④ 合以回阳：底本作"合以回阴"，现据文意及苏州抄本、《龙砂八家医案》改之。

青旸薛肿胀

脉细弦结，痞积伤中，浊阴阻塞升降，气滞血亦不调，去年失血，今中脘坚硬，面浮足肿，气逆喘促，烦闷，皆中宫久窒，转运之枢轴不行耳，病已沉痼，难许告安。

大腹皮　赤苓　苏子　飞滑石　蔻仁　山栀　橘红　厚朴[①]　半夏

沉香汁三匙，冲，后方用连理汤。

徽友

两关右尺滑实弦大，此食滞气郁，致中土升降不行，清浊混乱，胸腹胀，面目浮，且从气分分理。

瓜蒌仁　枳实　陈皮　蔻仁　半夏　川朴　苏梗　大腹皮

马镇李 [②] 积症

脉弦细，左胁下坚大如盘。痰裹气凝血结，此五积症之肥气也。

白术_蒸　枳实　茯苓　青皮　厚朴　蔻仁　白芥子　木香　煨生姜

---

① 厚朴：苏州抄本无"厚朴"。
② 此案见《龙砂八家医案·戚云门先生方案》"顾山李"。

三河刁^① 虫积

神色痿弱，上下睛明穴黑滞，脉大弦滑，腹痛喜食香味，寐则肠鸣，此虫积为患也。

白术　茯苓　广皮　榧子　槟榔　厚朴　木香　郁金

如法水丸，去木香、厚朴，加雷丸、沉香。

新塘桥费

心下岐骨^②陷处，牵引右胁，攻逐有声。据说痛势昼止夜剧，喜啖甘味，得食则减，曾经便下寸白虫形如鱼鳖。总由脾弱胃损，中脘失运，杂入肥甘生冷，腐败停滞而虫积生。但病久中气日伤，虽有积痛，断无攻削之理。

小温中丸加郁金、使君子肉而愈。

璜塘金

脉关弦尺弱，脘不健运，由病后劳倦失调，饮食内伤，脾胃气滞，浮肿，节劳薄味为妙，从脾胃宜升降治。

白术　谷芽　广皮　柴胡　赤苓　泽泻　厚朴　砂仁
青皮

---

① 此案见《龙砂八家医案·戚云门先生方案》"施存蒋"，案中"脉大弦滑"为"脉浮弦"；水丸中方药去"郁金"。
② 岐骨：左右第七肋软骨会合于胸骨处。清·吴谦《医宗金鉴·正骨心法要旨》："岐骨者，即两凫骨端相接之处，其下即鸠尾骨也。"

无锡顾 [1]

脉沉细，肝肾交损，阴中之阳内离，健运不司，食减腹胀，乃脏寒生满之渐也，宜用温通宣补。

熟附　熟地炭　肉桂　炮姜　益智仁　炙草　广皮　茯苓　焦术

江阴陈中满

关脉弦急，尺细涩，脘中胀痛，牵引腰脊，气塞填胸。由平素拂郁伤肝，木燥生火，水亏少生化之源，致便结溺赤。暂服金铃子散，再商滋补下元。

柏子仁　制首乌　半夏　炒当归　广皮　炒白芍　金铃子　延胡索　茯苓

无锡邹老太偏中

脉数大弦滑，两尺独微，六旬外，虚风内动，乘虚暴中，右半不能转侧，夫体质丰厚，身中阳气素亏，气促痰升，致神不爽健，从《内经》风淫所胜，治以甘寒 [2]。

---

① 此案见《龙砂八家医案·戚云门先生方案》"方子臣"。苏州抄本案末有"宜用温中汤宣补"七字。

② 风淫所胜，治以甘寒：《素问·至真要大论》说"风淫所胜，平以辛凉，佐以苦甘，以甘缓之，以酸泻之"。

福山沈老太 ①

向多痰嗽，食下噎塞欲吐，胸脘痰闷不舒，高年阳气，难复易亏，徒理其阴，焉中病之肯綮？拟肺胃清阳论治，所谓离照当空，阴霾必散也。

用大半夏汤加干姜少许，大效。

后服人参、白蜜、半夏、干姜。

塘市赵 ②

胃痛气逆，上引胸胁，纳食则胀痛猛甚，脉迟弦滑。此多思郁结，气陷于土，脾不升，胃不降，致水谷之海壅闭，所谓不通则痛耳。宜疏木以达土，合乎《内经》胜克治病之旨。

四磨合逍遥散。

塘桥侯胃气

食少便溏，脉细弦数，系湿热伏于上焦，浸淫脾土，而腑阳不行传送，从太阳阳明治之 ③。

白术　半夏　厚朴　广皮　甘草　云茯苓　酒炒大黄

---

① 此案见《龙砂八家医案·戚云门先生方案》"邹日乾令堂"。
② 此案见《龙砂八家医案·戚云门先生方案》"黄载阳"。
③ 系湿热伏于上焦……从太阳阳明治之：苏州抄本作"系湿热郁于上焦……从太阴阳明治之"。

常熟姚① 伤血

人身气血，流布筋俞脉络，全赖中州施化，得纳谷生津，考之《内外伤辨》，所以独取脾胃以立论也。今诊脉弦细而迟，胁痛嗽血，得自力伤，不独金水交亏，原土衰少生化之权，致吞酸脘痛，妨于饮食，此即东垣所论，戊土无火不通，而病斯作。宜温中辛散，佐以甘苦，淡以泄之。若徒补下焦元气，与太阴之脾土愈窒。

厚朴　橘红　炙草　草蔻仁　茯苓　干姜　木香　北沙参

又，痛缓，嗽减血止，饮食渐加，坤土健运已行，木火亦能和敛。然水弱难以骤补，宗缪仲淳脾肾两补法。

茯苓　芡实　麦冬　北沙参　扁豆　白芍　蒺藜　生地炭　枇杷叶

申港殷② 遗泄

肾为藏精之腑，木为相火之官，真阴亏，相火旺，而精泄不固，所谓精不能养神，虚阳必走也。夫耳者，少阴少阳寄窍，脉络所主之地，精不守则龙雷不安，上扰乎清空，以致耳鸣振动，上实下虚。法当厚味填阴，介类潜阳，取经义上病治下旨。

紫河车　大熟地　龟胶　秋石　人乳粉　牡蛎　锁阳　菟

---

① 此案见《龙砂八家医案·戚云门先生方案》"峭岐赵湘远"。
② 此案见《龙砂八家医案·戚云门先生方案》"施村蒋献夫令郎"，案中"而精泄不固"作"而梦泄不固"；"虚阳必走也"作"阳虚阴必走也"；案中方药中有"金樱膏"。苏州抄本"所谓精不能养神，虚阳必走也"作"所谓精不养神，阳虚也"。

丝子　肉苁蓉

蜜丸，开水送下。

江城西内张① 遗泄

诊脉心部数劲，两尺微弱，几阴不交阳，心君妄动，耳鸣失听，梦多遗泄。盖肝阳左升太过，由肾母收摄少权，以填补下元，导引静镇为主。

大熟地　山药　茯神　山萸肉　牡蛎　龟胶　五味子　远志　菟丝子　芡实　麦冬　金樱子　磁石

蜜丸，开水送下。

顾山胥② 久泄

久泄，必伤肝肾之阴，腰痛，脉数，皆水亏不能滋木。

细生地　知母　云茯苓　萆薢　元武板　芡实　草梢

高岸钱③

脉细弱，气衰力倦，淋浊，便溺作痛，得之劳力中伤。所谓中气不足，则溲为之白也④。

归身　白术　益智仁　茯苓　泽泻　牛膝　萆薢　草梢

---

① 此案见《龙砂八家医案·戚云门先生方案》"徽友程"，案中"诊脉心部数劲，两尺微弱，几阴不交阳"作"心脉细数，两尺微弱，乃阴不交阳"。
② 此案见《龙砂八家医案·戚云门先生方案》"徽友方"，案中方药有"牡蛎"。
③ 此案见《龙砂八家医案·戚云门先生方案》"钱维宁"，案中方药有"芡实"。
④ 中气不足，则溲为之白也：语义出《灵枢·口问》篇："中气不足，溲便为之变。"

张泾桥魏 ①

脉数大，按之微弦，湿热交蒸，脾阳不舒，浊阴下陷膀胱，致便浊，精遗，溺痛。淡以渗之，苦以泄之。

茯苓　泽泻　滑石　知母　山栀　远志　竹叶　菖蒲

严塘庄 ②

疾走远行，则肾肝损于内，冒暑临深，则热湿蒸于外。积久乘虚，从外至内，交互郁阻，注肾成淋，著肝为疝，致溲浊睾肿，痛引少腹，虑成疝瘕之累。

阿胶　茅术　泽泻　赤苓　川楝子　延胡　青木香　牛膝　乌药

峭岐郁 ③

小便淋沥，精随溺泄，脉至弦数，两尺细涩。乃少阴肾脏有亏，致太阳府气不化，用滋肾丸法。

川连　肉桂　生地　菟丝子　车前子　杜仲　生甘草

---

① 此案见《龙砂八家医案·戚云门先生方案》"唐墅王"。
② 此案见《龙砂八家医案·戚云门先生方案》"日茂店徽友程"，案中方药无"泽泻"。
③ 此案见《龙砂八家医案·戚云门先生方案》"周尔元"。苏州抄本"小便淋沥，精随溺泄，脉至弦数，两尺细涩"作"小便淋浊，精随溺泄，脉至弦散，两尺微涩"。

祝塘沈^①噎膈

脉症气结在上，中脘阻塞吐涎。男子中年后，阴气先亏，津不运行，聚液成痰，闭厄胃阳，稍食阻痛欲呕，辘辘有声，老年噎膈之象。

淡干姜　炙草　旋覆花　赭石　茯苓　橘红　半夏　蔻仁　新绛

梅里陆^②噎膈

脉左涩右滑，酒客伤中，胃阳痹阻，营血内枯，燥火易动，气逆胸痞，吐痰，食入噎塞，大便燥结，所谓上焦不通，则下脘不行，老年阴液已亏，怕延关格。

鲜生地　半夏　人参　茯苓　麻仁　白蜜
活水芦根汤煎。

羊尖杨^③

久嗽气损，未有不扰动乎肾者。入秋，气逆善嗳，肺胃之清阳已离，胸脾刺痛，会厌抑塞。今则食下阻隔，多噫白沫，

---

① 此案见《龙砂八家医案·戚云门先生方案》"蔡港李位卿"，案中方药为"白蔻"。苏州抄本案中方药无"蔻仁"。
② 此案见《龙砂八家医案·戚云门先生方案》"苏州枫桥顾"。
③ 此案见《龙砂八家医案·戚云门先生方案》"陶介如"，案中"胸脾刺痛"作"胸脘刺痛"；案中方药有"干姜、制川附"，丸方金匮肾气丸用"生脉散加白蜜汤"送下。苏州抄本作"久咳气逆……胸痹刺痛，会厌噎塞……腹右动气筑筑，乃气伤血槁，肺不清降，肾不纳，已成痛格重症……"

自下泛上，脐右动气筑筑，乃气伤血槁，肺不降，肾不纳，已成痛膈重症。宗仲景噫气不除，用旋覆代赭汤。

旋覆花　代赭石　人参　甘草　半夏　姜　枣

临服冲入白蜜数匙。

丸方用金匮肾气丸，蜜汤送下。

坊前赵 [①]

食下噎塞，痛连胸腹，脉左搏右平。由恚怒伤肝，肝厥必乘胃腑，血不藏聚，致呕吐见血，而阳明之大络亦损，所谓阳络伤则血外溢也 [②]，用柔剂缓调法。

半夏　人参　白蜜　炙草　陈皮　阿胶　枣仁　姜　枣
竹茹

泗港陈 [③]

积怒动肝损荣，亢乃燥气乘复，上噫气，下泄气，由血少藏聚，流而不行，痹阻厥阴循经之所，致喉不利，胁痞痛也。况脉至右滑左涩，涩为戕肺，滑为阳盛，金刑木位，胆阳不舒，脘中迷痛，食减液消，有自来矣。但今值疟后，余邪未尽，先宜清暑和标，再议治本之法。

麦冬　茯苓　半夏　橘红　扁豆　丹皮　石斛　花粉　枇
杷叶

---

① 此案见《龙砂八家医案·戚云门先生方案》"施村徐"。
② 阳络伤则血外溢：语出《灵枢·百病始生》。
③ 此案见《龙砂八家医案·戚云门先生方案》"泰兴张来雍"，案中复诊仅录"进归脾越鞠法"，缺"至半月后再诊……"内容。

服三剂。

用清燥救肺汤加减，又服三剂。再用后案。

又，经云：脾病善胀多嗳，气如败卵。又谓：阳明络走于心，烦痛则噫。明土无木制，升降不宣，则此之脘痛，痞闷噫气，无非肝伤所败也。且肝属厥阴而藏魂，虚则多梦，病从左胁痞痛，渐至中脘引肩背，筋脉烦疼，下午更甚，梦寐不安，何一非肝伤延及心脾之明征。高年患此日久，元气枯燥可知，理荣兼以和通，庶可中病肯綮。早服归脾加减，晚服越鞠去取[①]。

至半月后再诊，诸恙向安。惟脘痛不舒，脾不健运，故纳食少，败卵之嗳逆犹是也。

人参　云茯苓　白术　当归　远志　丹参　木香汁　沙苑蒺藜　橘红

从此而安。

金溪王

食下噎塞[②]，涎沫上泛。系浊痰阻塞，上脘阳气郁遏，津不运行，故甚则肢体厥逆也。

苁蓉　川贝　麦冬　茯神　芡实　杏仁　橘红　蔻仁　沉香　牡蛎　北沙参

清盐枇杷叶，煎汁泛丸。

---

① 去取：据文意，当为"去曲"，即为去越鞠丸中神曲。
② 食下噎塞：苏州抄本作"食下噎塞"。

许家桥包[①]

人在气交，法乎天地，值长夏火土发泄，脾肾两亏，不耐炎暑，食减脘闷，喉燥音低。当此流金烁石[②]，火能燥物[③]，尤宜加意于保真，四君子合生脉。

江阴王[④]

神伤于上，精损于下，药力难填其空匮，林泉清处，心旷神怡，天真可图来复。

熟地　远志　天冬　黄芡实　建莲　茯神　人参　龟板　苁蓉

郁家桥赵

虚能受补，病家最妙，然夏秋以来，诸症不能尽退。由病久生郁，多思损脾，致肌肉日渐暗消。情怀开畅，忘病乃愈。

人参　茯苓　白术　补骨脂　半夏　广皮　川断　杜仲　归身

---

① 此案见《龙砂八家医案·戚云门先生方案》"无锡严艺舫"。
② 流金烁石：也说"铄石流金"，意思是能使金石熔化，形容天气炎热。《楚辞·招魂》曰："十日代出，流金铄石些。"
③ 火能燥物：《龙砂八家医案》作"离能灼物"。苏州抄本作"离能燥物"。离，离居南方，五行为火，数目为九，与坎相对。
④ 此案见《龙砂八家医案·戚云门先生方案》"无锡邹太和令侄"，案中方药为"元武板"，即龟板。苏州抄本方药无"建莲"。

七房莊赵氏①

咽喉肿胀，气塞眩冒，心悸汗泄，食减便溏，脉至细小涩数。此心脾之亏，由肝肾内损，致阴火亢逆，上凌少阴循经之地。归脾理营，泥于心脾，于少阴之肾脏有何关会②。

人参　茯苓　麦冬　归身　白术　紫石英　枣仁　益智仁　青铅

八家桥张氏③

久淋久带，必伤肝肾之阴，致奇脉交损，腰脊垂痛，维纲不正，寒热交作。女科以肝肾为先天，宜柔剂缓调，以和八脉。

人参　紫石英　龙骨　牡蛎　阿胶　当归　白芍　鹿角霜　五味子　炙草

斗山许④

肝脾内伤致病，气血交涸，孤阳死阴，尽为干槁之象。宗经旨调寒热之逆，冷热并用，进连理汤法。

川熟附　白术　人参　炙草　炮姜　黄连　当归　云苓　五味子　木香汁　郁金汁

---

① 此案见《龙砂八家医案·戚云门先生方案》"江阴北门陆"，其案末为"……归脾虽当，泥于心脾，于少阴肾脏有间矣"；案中方药中有"青铅一两"。

② 关会：即关系。

③ 此案见《龙砂八家医案·戚云门先生方案》"太平桥李"，案中"以肝肾为先天"作"以肝为先天"。

④ 此案见《龙砂八家医案·戚云门先生方案》"北新桥赵"，案中方药无"五味子"。

占文桥孙 ①

脉数，口甜，善食易饥，渴饮便数，多因过啖肥甘，积久酿热致病，发为脾瘅。子和云：消烁万物，莫甚于火。脾阴亏，邪火亢，肾元五液少司，而背为之痛。脾土主诸阳之本，而肢节为酸也。议玉女煎，合经义辛香荡涤陈气立法。

玉女煎加人参三钱，省头草，煎汤代水。

羊尖盛

疟痞冲伏脐右，阻寒升降，久不消，妨饮食，有成中满之虑。

杨岐平 ②

病后虚风柔痉，精气内灼汗多，乃卫外之阳不足，气色易外浮，筋脉不得滋营，而手足振掉，神志失其内守，而口噤不语。所谓精不能养神，柔不能养筋也。但脉涣无神，直视失溲，脉症俱已散脱，势已难挽，再请高明裁酌。

常山邢 ③ 燥症

心脉涩，胃脉滑，两尺微，胸胁烦闷，气升兀兀，鼓动咽

---

① 此案见《龙砂八家医案·戚云门先生方案》"杨库典程"，案中方药作"玉女煎加人参三钱、省头草八钱"。

② 此案见《龙砂八家医案·戚云门先生方案》"泰兴李琴先令郎"，此案与苏州抄本案中方药均有"生脉散"。

③ 此案见《龙砂八家医案·戚云门先生方案》"吴恂若"，案末"子和云：清气不得下行，火炎槁木，而道路不利"作"子和云：气火炎烁而道路不利。"

喉，窒塞胃痰①，嘈杂吞酸，汗多面赤。心阳虚火上浮，肺燥令其贲郁，清肃不得下行。子和云：清气不得下行，火炎槁木，而道路不利，津液日消。拟嘉言清燥汤法。

桑叶　麦冬　阿胶　牡蛎　石膏炒②　杏仁　贝母　橘红　枇杷叶

杨厍③秦④

咳血，脉弦，此肝血失藏，肺气不降，从清燥汤法。

桑叶　麦冬　紫菀　阿胶　川贝　生薏仁　杏仁　丹皮　郁金

祝塘黄⑤

左脉小弦，右寸滑大，幼年咳症，数载不痊，过劳感寒即发。此风痰结于肺底，积久竟成窠囊⑥，阻塞空窍，清肃不令下行矣。且肺病善咳，咳久未有不传至三焦者，每交少阳气分用事，喘促更无止息也。早用化痰以定喘，晚用复脉以和阴。

海浮石　苏子　杏仁　桑皮　橘红　北沙参　川母　马兜

---

① 窒塞胃痰：《龙砂八家医案》与苏州抄本均作"窒塞多痰"。

② 炒：苏州抄本方药中无"炒"字。

③ 厍（shè）：方言，意思是村庄。

④ 此案见《龙砂八家医案·戚云门先生方案》"江辅臣"，其案为"……从清阳治法"，案中方药无桑叶，有桑椹。

⑤ 此案见《龙砂八家医案·戚云门先生方案》"镇江程"，晚服方为"复脉汤"；案中"左脉小弦"作"左脉小弱"；"幼年咳症"作"髫年喘症"。髫年：髫，tiáo，女孩七岁称为"髫年"，后指幼童时期。

⑥ 窠囊：窠，巢穴；囊，口袋。指无形之火与有形之痰煎熬胶结贮积于肺的病证。朱丹溪认为"痰夹瘀血，遂成窠囊"。何梦瑶《医碥》认为：窠囊之痰，如蜂子之穴于房中，如莲实之嵌于蓬内，生长则易，剥落则难。

铃　紫菀　枇杷叶

晚用炙草汤①。

江邑于②

形质丰厚，不耐升发，脉小数动弦，此情志蒸变之火，起于肝胆，上弦冲咽入颠。内因之症，怡悦可解。至用药分寸，仅可取效，断难杜绝根底。

生鸡子黄　川连　细生地　阿胶　知母　黄芩

周庄苏

凡人身半以上，皆阳气游行之所，胸中气逆，上部浮肿，中下无病显然。读仲景胸痹③论，以轻剂微通其阳，仿此为法。与薤白汤。

茂墅桥周④ 发黄

时感湿温之气，阳明蓄热发黄，非疸症可比也。今脉数无神，便秘已及两旬，肠胃枯燥，腑气不通，心营肺卫，悉被阳邪劫伤。内不守，外不固，神昏头汗有之。但延久正气日伤，邪火内踞，有正邪交脱之虞，攻补两危矣。

麦冬　鲜生地　鲜首乌　瓜蒌霜　小川连　块滑石　枳实

---

① 炙草汤：根据文意即炙甘草汤，为复脉汤别名。
② 此案苏州抄本作"形质丰厚，而耐升发……上炎冲咽入头……至用药方寸……"。
③ 痹：底本作"脾"，当为舛误，现据苏州抄本及文意改之。
④ 此案见《龙砂八家医案·戚云门先生方案》"徽州倪瑞周令郎"。

汁　菖蒲汁　绵茵陈　黑山栀

常熟倪[1]中风

脉细涩数，两尺无神，初起咽喉肿痛，阴气下虚，阳浮上结，近因五火挟痰，亢胃乘虚仆肺金，跌仆口噤，呕吐黑血，气秽，唇燥舌干。古称肺为水之上源，主司五声，肾为关钥[2]闭藏，主司五液，水源不清，则关门不禁，遗溺便泄，有由来矣。今则痰火蒙闭于上，本气暴脱于下，际此险途，难许其无变端也。

天竺黄　川贝　北细辛　麦冬　乌犀角　菖蒲汁　姜汁　竹沥

金匮何

久咳不已，则三焦受之。心烦欲吐，盗汗，则肺金清肃伤于上；食减，腹痛，则脾土健运失于中；便溏，咯血，则肝肾之真阴损于下矣。潮热不止，阴液日渐消涸。宗仲景阳虚建中，阴虚炙甘草汤[3]。

璜塘毕[4]

幼年弱体，咳嗽失音，阳浮必盗汗，阴虚生内热。近因春

---

① 此案见《龙砂八家医案·戚云门先生方案》"后谷桥卞楚珍令郎"。
② 关钥：意指关键。清·王夫之《读四书大全说·大学·传第六章》："故下云'诚中形外'，'心广体胖'，皆以明夫意为心身之关钥。"
③ 宗仲景阳虚建中，阴虚炙甘草汤：苏州抄本为"宗仲景阳虚小建中汤，阴虚炙甘草汤"。
④ 此案见《龙砂八家医案·戚云门先生方案》"本镇沈"，案中"幼年弱体"作"髫年体弱"，"阳浮必盗汗"作"阳虚必盗汗"，"春升发泄"作"春生发泄"。

升发泄，风热乘虚袭入肺络，而咳更无停止。宜以清上为先，用补肺阿胶汤，加玄参、地骨皮、云茯神、枣仁。

顾山缪 ①

大凡胀满，脉多沉迟，然按之有神，方为有胃气也。今诊得沉细如丝，寸关歇止，知平素谋虑伤肝，积久延及心脾，心病血不流，脾病食不化，胶滞凝结中脘，先成痞块，从微至著，暴腹胀大如蛊。医家不明肝喜疏达，脾升胃降，治法非苦降即温补，故脏腑气血日以困顿，无怪乎愈治愈剧。但经百日以来，精神日告匮乏，即进药饵，亦如杯水沃燎原也。

恬庄杨 ②

病后失调，胃阳窒塞，中脘痞结，阻隔上焦，烦渴善饮，二便秘结，即《内经》所谓：二阳结，谓之消也。法当养金生水，软坚消痞，俾得清升浊降，胃津游溢于上，肺气通调于下，病可痊矣。渴而能食，必发疮疡；渴不能食，易成中满。失调久延，可虑！莫道赠言不祥。

麦门冬汤合四苓散。

泗港葛十一岁红痢

先痢后泻者，其病退；自泻转痢者，其病进矣。谷食与湿

---

① 此案见《龙砂八家医案·戚云门先生方案》"门村张"，案中"故脏腑气血日以困顿"作"致脏腑气血日钝，胃阳困厄"；案尾有"姑进参附理中，冀谷食渐进再商。人参、附子、於术、炙草"内容。苏州抄本案首"大凡胀满"作"大凡腹痛"。
② 此案见《龙砂八家医案·戚云门先生方案》"王圣清"，案中"渴不能食"作"渴不能饮"。苏州抄本作"渴不能食"，用方为"麦冬汤合四苓散"，四苓散即四苓散。

火胶结，坚积不通。经云：胃为传道，肝主疏泄。故治其肝胃，而痢得稍减者，糟粕之滞渐行也。但痢久阴亡，火必燔灼，身热舌干，最难速愈。所谓火未尽，则气不达，况阴无骤充之理，用缓调和剂。

生地炭　白芍　红曲　黄芩　郁金　赤苓　木香　广皮　楂炭

常熟李

诊脉数，咳嗽，汗多，食减，色痿。所谓疾走远行则伤肾，形寒饮冷则伤肺也。近加寒邪外侵，先宜清散其表。

桂枝汤加麦冬、橘红、北沙参、杏仁，去大枣。

无锡华

溺短数[1]，少腹痛。此肝肾藏阴亏虚，膀胱气不宣化。从下焦虚损治法。

牛膝　云茯苓　熟地　小茴香　归身　苏梗　沉香　益智仁

凤凰山云[2] 虚损症

血脱日久，阴气难以骤复，过劳脊膂微痛。此因营虚失守，致督脉亦伤。平旦口苦舌甘，脉反见数，可知阴液内损，则君

---

① 溺短数：苏州抄本作"溺短缩"。
② 此案见《龙砂八家医案·戚云门先生方案》"江辅臣"，案中"平旦口苦舌甘"作"平旦口苦舌干"。苏州抄本作"平旦舌苦舌干"；"此因营虚失守"句无"失守"二字。

相之火易升动也。

生地　茯神　女贞子　紫菀　枣仁　天冬　阿胶　芡实
麦冬　丹皮　枇杷叶

江城祝骨蒸

脉数空大，色痿骨蒸，不嗜食。中年精气内燥，深虑其情
损也。经云：人身卫气行阳则寤，行阴则寐。今昼倦卧而夜不
安寐，其阳跷阴跷，皆失所资矣。古称甘可生津[①]，温可除热，
宗此立法。

人参　黄芪　玉竹　天麦冬　枸杞子　枣仁　茯神　芡实

又高[②]肝升咳血

少阳卫气冲逆，从左旋右上攻，胸脘刺痛。皆肾阴少司收
摄，肝阳升发肆横，血即随气咳吐。盖相火不宁，未有不挟君
火而扰动。欲使气纳归元，仍宜静药导引。

人参　熟地　补骨脂　阿胶　萸肉　茯苓　柿霜　秋石

王村桥潘[③]

邪陷膻中，心阳散越，蒙蔽神明，天君[④]不能主持矣。

---

① 甘可生津：苏州抄本作"润可生津"。
② 此案见《龙砂八家医案·咸云门先生方案》"高汝明"，案中"少阳卫气动逆"作"少
腹冲气上逆"。苏州抄本"少阳卫气冲逆"作"少年冲阳动逆"。
③ 此案见《龙砂八家医案·咸云门先生方案》"张维贞子"。
④ 天君：《荀子·天论》："心居中虚，以治五官，夫是之谓天君。"

天竺黄　川贝　海浮石　郁金　姜汁　竹沥　玄参

常郡刘 [①]

大凡阳主动，而阴主静。烦劳耗血灼精，则善饥而消瘦。惟静养百日，不至暴中、失血为妙。

人参　熟地　天冬　黄柏　知母　龟板

复脉症 [②]

冬令失藏，肝风内动，忽然眩晕心烦，腹痞便血。五行变动，火风煽灼尤甚，阳扰乎中，肝脾俱失藏聚之功。所云：阴络伤则血溢于外。

制首乌　柏子仁　白蒺藜　生白芍　地榆　茯神　枣仁　木瓜　乌梅肉

左脉短涩，较甚于右，肢体虚浮，倦卧痿弱。因去血过多，气亦无附，近交夏至节前后，阴阳升降之大关，吉凶由此而系，慎之。

用逍遥去柴胡、薄荷，归脾去木香，加阿胶、龟板胶、鹿角胶。

---

① 此案见《龙砂八家医案·戚云门先生方案》"扬州程"，案中"则善饥而消瘦"作"风自火出，则喜饥而消"。苏州抄本"则善饥而消瘦"作"则善饥而消渴"。
② 此案见《龙砂八家医案·戚云门先生方案》"扬州程"，案中复诊"左脉短涩"作"左脉短数"。苏州抄本"忽然眩晕心烦，腹痞便血。五行变动，火风煽灼尤甚"作"忽然眩冒，心腹痞，便血。盖五行变动，莫甚乎风火煽灼"，案末作"所云阴络伤则血下溢"；复诊案首作"左脉短数"，方药中有"黄芩"，无"黄芪、党参、生姜"。

无锡秦氏 ①

久嗽，脉数，食减，失音，骨蒸。得自产后，阴虚劳瘵之渐也。

地骨皮　桑皮　百合　麦冬　人参　紫菀　当归　金石斛　炙草

丸方用乌鸡丸。

何桥顾氏 ②

性善躁郁，相火易动，忽崇朝而诸病交作，致四旬来微热，舌干便燥，胸痞胀满，坚硬不食。此以无形气病，渐成有形痰结，所以虚而不受补也。滋则助胀，燥则伤阴，惟丹溪消补并用，既能宣壅，复可通津，适合此病揆度。

生地汁　麦冬汁　牡蛎　知母　川贝　郁金　谷芽　广皮　蔻仁

祝塘沈氏 ③

脉数细弦滑，胸胀痛彻骨，纳食则胀益甚。此系清阳气病，名曰胸脾 ④。虽天癸不调，断无和肝补脾之理。

---

① 此案见《龙砂八家医案·戚云门先生方案》"浒泾口"，案中无"失音"二字。
② 此案见《龙砂八家医案·戚云门先生方案》"锡邑上山朱"，其案中为"忽崇朝而诸症交作，致潮热已至四旬"。其案中方药有"苦杏仁、栝楼皮"。
③ 此案苏州抄本案首作"脉细弦滑，胸中胀痛彻背，纳食则胀痛益甚"。
④ 胸脾：苏州抄本为"胸痹"，按文意当为"胸痹"。

薤白　瓜蒌皮　半夏　茯苓　厚朴　桂枝　郁金　白酒一杯，煎

长泾张[1]

客寒犯胃，中气乘膈，蛔厥则呕，腹痛则泄，病属厥阴肝脏。肝性喜酸，仲景乌梅丸法，合乎厥阴条下利吐蛔论治。

乌梅肉　干姜　制川附　川椒　当归　桂枝　黄柏　人参　川连　炙草　白术　苦酒冲入三匙

后塍夏氏[2]

风温见症，脉躁神狂，胸腹胀满，身半以下痛难转侧。此邪风被火搏结营分，致气血流行失度。妊身五月，际此险危，难免胎堕。

黄连　黄芩　黄柏　栀子　犀角　丹皮　鲜生地　玉竹　甘草

新庄刘[3]

诊得左弦劲而右细涩，气逆从左上升，引胸脘而闷痛，食

---

① 此案见《龙砂八家医案·戚云门先生方案》"筑塘张荫堂"，案中于"肝性喜酸"后，加"蛔以苦下"四字。苏州抄本缺方药。

② 此案见《龙砂八家医案·戚云门先生方案》"茂墅墩陆"，案中方药无"黄柏"，"栀子"作"焦栀"。案中"此邪风被火搏结营分，致气血之流行失度"苏州抄本案中作"此邪风邪火搏击，致营卫气血之流行失度"。

③ 此案见《龙砂八家医案·戚云门先生方案》"凤凰山朱"，案后方药中有"半夏"。案中"诊得左弦劲而右细涩"苏州抄本作"诊脉左弦劲，右细数"。

下噎塞。高年精血内枯，恼怒动肝，横逆中土，上凌肺，下侵肾，致咳呕，便秘。清阳不升，浊阴不降，关格之渐。拟缓肝润燥，以开通其经隧。

鲜生地　阿胶　桃仁　郁金　茯神　广皮　归身　芦根汁　姜汁

斗山[①] 叶

肾者，胃之关也[②]。肾虚气不收纳，胃汁津津上泛，善饥少食，过饱则胀。从脾肾两虚致治。

本镇马氏 [③]

大汗，过经不解，邪热郁蒸肺胃，致发颐毒险症。辛凉清解为先。

连翘　牛蒡子　柴胡　桔梗　玄参　赤芍　花粉　马勃　甘草　石膏末

龙砂姜氏医案　终

---

① 斗山：无锡城东北部，与江阴相连，因"太湖翠竹"和"斗山禅寺"而闻名。

② 肾者，胃之关也：语出《素问·水热穴论》。

③ 此案见《龙砂八家医案·戚云门先生方案》"马御天令政"，案中"大汗，过经不解"作"失汗，过经不解"。案中"邪热郁蒸肺胃"苏州抄本作"热郁熏蒸肺胃"。此案并见于《倚云轩医案医话医论·龙砂医案·温病门》"马案"。

附录

龙砂医案

胸中清旷若太空，然清则艰于旋转，浊阴类叙，有形痰饮积久，溢于络间，痹阻经中气血，此即痛则不通之谓。况脉来右滑左平，与肝病有间。离照当空，阴霾必散，宗仲景渐通其阳，辛气入里者为法。

全瓜蒌打，一个　薤白二钱　茯苓三钱　桂枝五分　白酒冲入半杯

淋症，便痛者，病在溺道；不痛者，病在精道矣。脉空入尺，肾病无疑。经云：肾主闭藏，而主司津液。阳光直降，精气自败，与太阳无与。

大熟地　败龟板　锁阳　鹿角霜　归身　菟丝子　肉苁蓉　黄柏　白芍　建莲

此即虎潜丸方。

平素眩晕，肢冷，中气本为不足。今因怒而病身热，八日不解，舌绛津干，恶人与火，脉来左细右滑，重按空虚，口干不欲饮冷，大便曾经溏泄。夫胃主降，脾主升，仲景以太阴病为腹满而痛自利下，阳明病必畏日月光，土虚受湿，湿久生痰，上甚则热，下移则便泄。热则劫精焚液，泄则重虚其里，虽由表邪起见，然新邪反附旧邪也，汗、下均非所宜。惟有理中一法，遵合此病肯綮。

人参一钱　枳实一钱　茯苓钱半　橘红一钱　焦茅术一钱

六脉俱已弦数，与昨较胜，舌边津液稍复，四逆渐温，有转退少阳之象。所嫌右寸独弱，痞满恶心，得汤则痞更甚，可知脾气不舒，胃气困厄。当用升降阴阳法。

人参一钱　川连姜汁炒，五分　半夏钱半　茯苓二钱　川石斛三钱　枳实一钱　竹茹姜汁炒，二钱　生姜一片　老枇杷叶两片

又，人参、阿胶、羚羊角、鸡子黄、青菊叶。

伤寒发颐，本名汗毒，此即退少阳，疼痛，痰浓，方为邪化正复。今肿漫色白，无疼痛之苦，口干胸闷，时带恶心，外貌虽平，内热仍然。清散滋养，俱不应手，知脾胃宜温之培之也。

人参钱半　茯苓二钱　白术钱半　角针七分　肉桂四分　白芍钱半　益智仁八分

左脉弦滑，上盛头晕，心悸，甚而筋惕肉𥄉，夏季为最。此下焦空虚，肝风乘虚内鼓，恐蹈中厥之虞。上盛下虚，为厥，颠疾是也。养肝阴、摄肾阳是其大旨。

紫石英　茯神　阿胶　桂圆肉　大胡麻　紫衣胡桃

盖前患阳虚胸痹，以薤白汤得效，后参剂少用，次年遂患痰饮。诊得右脉稍平，右关前微弦。虽见肝旺之象，然脾胃氤氲之气，与干健之阳，俱未来复，故宿恙未得全驱也。凡病发投药，安以气味见效。古谓：辛化汤，恰在中焦。仿此为法。

泡淡干姜六分　生白术钱半　橘红钱半　桂枝五分　茯苓钱半　白腊一钱

邪虽入营，然肺气尚郁，卑滥之土，加以水湿泛滥，中原受戕，并注胁下为患，悬饮成窠，即此症也。据述吞酸欲呕，

形削不食，脉小便难，此阳气为阴邪锢蔽。宗仲景旋清阴阳法。

桂枝七分　干姜七分　白芥子炒，二钱　细辛五分　川连姜汁炒，六分　生白术钱半　茯苓三钱　白芍钱半　姜汁五匙　竹沥冲入，三钱

　　肝性喜疏，胃宜宣达，气机阻抑，络遂不和，病斯作矣。据述病甚欲呕，此胃土为木所乘，失和之象，历时愈久，络皆谂闭，气血日伤，食减，不能下咽，有升无降，传导失司，遂致阴枯阳结，有关格之虞。燥剂伤阳，下剂伤阴，皆与是病相背。先从抑肝和胃，不伤气血者导引，再商参药调理可也。

川楝皮钱半　延胡钱半　桃仁钱半　茯苓钱半　金沸草绢包，钱半　柏子仁一钱　钩钩后入，二钱　青葱管七寸　紫檀香五分　大红绉纱一钱

　　胃气以下行为顺，今肝脏横逆，腑阳困顿，诸络气机壅塞，阳不遂其流利，阴不得循度内守，食不能运，卧不熟寐，日居月诸，神精消索。若再执攻病迁见，徒损胃阳，病势愈炽。盖药乃草木无情，非七返九还之物，鄙见当顺其脏腑之性，导之和之，使顽廉懦立为妙，如大禹治水，原因地制宜，非强法也。

茯苓二钱　川贝钱半　杏仁三钱　苏子钱半　柏子仁钱半　香附钱半　橘红五分　降香六分　枇杷叶二片

　　痛则喜倚喜按，络虚气乘也。大便仍闭，噫气吞酸，总由肝郁之木来乘胃土。胃系阳明，阳明之脉主束筋骨，以利机关。气血日衰，机窍日阻，不能遂其流利之性，所以左支右撑，俱不爽适。重浊坠下，又恐碍胃，当取气味之松灵者。

归须钱半　柏子仁二钱　小茴香一钱　松子仁二钱　茯苓半　巴戟肉钱半　天冬一钱　沉香汁半杯

另阿魏打丸腐衣包，二钱，服后即嚼胡桃肉二枚。

两肾乃真阳所寓，而背部亦阳气游行之处，阴液既乏，腑阳亦闭。气升则喉间如噎，冲击不通，背乃痛甚，面色如菜，皆气血之伤也。投辛润稍效，可知竣攻之剂，断断非宜。大便艰苦，必半硫丸为妙，务苏郡雷云上者可用。姑拟辛香开上，苦降导下，暂投一剂，再议。

川贝钱半　郁李仁一钱　苏子一钱　冬葵子一钱　麻仁一钱　杏仁二钱　丁香七粒　香附一钱　枇杷叶

素有哮症，是肺病也。胁下坠痛，间有泻精，溺后复有欲溺难忍之状，脉来弦数，似乎阴亏，实阳衰也。饮食较前不甚甘美，中阳之不足更著矣，宜八味丸。姑拟气味通调之理，亦勿缓视。

川熟附子一钱　牡蛎五钱　茯苓三钱　苡米仁三钱　山药钱半　於术钱半　菟丝子三钱　车前子二钱

丸方：生精羊肉十四斤切薄片，淡水熬膏搗去油　於术　砂仁　淡苁蓉　天冬　牛七　炙黄芪　归身　山药　杞子　菟丝饼

上药共为末，即以羊肉打丸，稍加肉桂末。早、晚开水送下。

脉数甚弦，素体畏寒，六月以来，寒热不止，胸膈肚满，心痛，易于痧胀，经事后期。显然阳明中虚，多怒伤肝，病久累及阳维，致八脉失护。当通督脉之阳，佐以调平肝气。

鹿茸生用，一具　四香附四两　当归三两　阿胶酒化三两　白芍二两　玉金二两　熟地砂仁拌，四两　川断肉二两　云苓三两　丹皮二两

上药共为细末，炼蜜为丸如桐子大。每早用开水送下。

脉得沉，举之浮，按之紧，乃坎中之阳，上循其主之地。散之则益升，抑之则愈炽。盖不焰之火，不受折者。且外治内药，拟一方以请政。竟作丸料，勿持汤药。

　　浔薄桂二两　　大熟地六两　　山萸肉三两　　怀山药三两　　茯苓一两五钱　　丹皮一两五钱　　泽泻一两五钱　　龟板胶二两　　秋石八钱

六脉虚弦无力，不独气血并虚，元阳无火，木凌土位，脾虚不能运化而生痰。高年大症，单腹之征。令早宜右归丸，晚理中汤主之。

　　大熟地八两　　萸肉五两　　山药四两　　枸杞四两　　鹿胶四两　　菟丝子四两　　当归三两　　川附二两　　肉桂二两　　杜仲姜汁炒，四两

　　先将熟地杵膏，炼蜜丸如桐子大，每日开水送下。

肝部独旺，上亢肺而下侵肾。此气禀之偏，胆识过人，可与有为者也；然病亦由此生矣。亢金则肺不宣通，侵肾则直走宗筋，逼成梦泄，皆肝为之也。用三才封髓丹，以何首乌为君。

　　首乌　　人参　　大熟地　　天冬

少腹冲气，从左上逆，血即随气咳吐，时复喉燥唇红。此肝阳左升太过，皆因肾阴收摄少权。治宜滋养三阴，壮水制阳。但阴无骤充之理，仍从血脱补气之法。

　　人参　　熟地　　阿胶　　女贞子　　枣仁　　茯神　　萸肉　　芡实

久咳失血，寒热似虐，脉弦细，自汗过多。系营卫两虚，心肺不足之症。

　　绵黄芪　　桂枝　　麦冬　　北沙参　　川贝　　紫菀　　橘红　　蜜炙草　　大枣

金水二脏俱虚，不能滋养肝木，木燥生火，自左胁至胸脘，气逆升腾，上泛欲呕，交秋冬更甚，秋为燥令，不能制木，反助木之燥也。今拟早用保肺和肝，晚用养阴纳气之法。

大麦冬　北沙参　金沸草　川贝母　橘红　沙苑白蒺藜　白芍　苏子　牡蛎　青铅

煎服。

晚用六味加沉香、白芍、磁石。

诊脉虚滑，右大于左，两尺空豁，少年阳道不举，溺浊遗精，寐多汗泄，属真阴内亏，肾虚不固。未可徒以相火治也。

人参　茯神　枣仁　菟丝子　枸杞　芡实　五味子　益智仁

久嗽失音，漏卮不实，金水二脏损伤已极，寝食皆不和适。滋则碍脾，燥则碍肺，用保和法。

茯神　苡米仁　北沙参　麦冬　百合　款冬花　阿胶　橘红

精以养神，柔以养筋，元气亏损，血液不能灌溉诸经，痹痛，寒热日加。所谓阳维为病，苦寒热也。

鹿角霜　黄芪　当归　白芍　炙草　桂枝　生地　牛膝　萆薢　枸杞　鳖甲　桑枝

另丸方，去白芍、炙草，加虎潜、白术。

诊脉左弦涩右弱。肺主出气，肾主纳气，久嗽气虚，阳不下达，金不制木，木反乘金，致身半以上先病浮肿，继以失血。治宜滋肝益肾，纳气归元，未可徒恃相火治也。

生地炭　紫菀　牛膝　郁金　沉香　麦冬　杏仁　橘红

耳鸣重听，健忘泄精，心肾久属两虚。食后胃反欲吐，语多气即喘促，中土亦已大亏。近复增咳，咽喉不清，属心火刑金，脾弱失运。宜早用心肾交通，补养；晚用和中益脾，清气化痰之味佐之。

大熟地　茯神　枣仁　远志　枸杞　芡实　麦冬　菟丝子　蒺藜　益智子　石菖蒲

蜜丸，秋冬加羊外肾四具。以上早投。

於术　茯苓　川连　橘红　川贝　牡蛎　沉香　藿香　枇杷叶　建莲

煎汤泛丸。以上晚投。

左脉细弦，右寸关短滑，睾丸漏卮有年，腰脊牵引酸痛，肾精肝血，已自内伤。今食减，咳逆多痰，脾肺之阳亦亏。宜先崇土固金，后用补益下焦。

人参　茯神　枣仁　麦冬　沙参　百合　芡实　枸杞　枇杷叶

晚投百花琼玉膏。

大生地　麦冬　枸杞　阿胶　百合　款冬花

法制熬膏，滤清，入人参研末一两、琥珀末三钱、茯苓一两五钱、沉香片三钱，炼蜜收贮磁器，用绵纸箬叶封固，煮一昼夜，再用冷水浸一宿，开水调服。

酒湿酿热，多饮则肝浮胃胀，咳血半月，脉弦细，皆酒客伤中，血热不归经络，病在肝肾二脏。

鲜生地　紫菀　黑山栀　丹皮　麦冬　苏子　郁金　苡仁　芦根

血症，脉弦大空豁，少年阳亢阴亏，血随气火升腾。急宜凉肝滋肾之品，以引血归经。再议进退治法。

鲜生地　犀角　阿胶　麦冬　牛膝　紫菀　苏子　橘红　茜草　藕叶

头目眩晕空痛，脉虚弦无力，两尺凝涩。此皆木郁生火，风自火出，虚风郁火，上乘高颠。经云：脑为髓海。而肝胆之络又皆络于脑，因平昔精髓内枯，肝郁血燥所致，非外感温散可解。法宜滋肝养阴、熄风降火，尤当情怀开畅，善自调摄为要。

制首乌　白蒺藜　甘菊花　知母　柏子仁　远志　朱茯神　乌玄参　丹皮　磁石煅研绢包

脉细涩右虚滑，肢节酸疼，腿足麻木不仁，悉偏于右。凡男子中年后，精血易枯，肝风鼓动，脾失健运之机，浊痰凝聚清阳，而胸脘噎塞，此偏风血槁之渐也。

天麻　归身　牛膝　鲜首乌　茯苓　半夏　干姜　桂枝

投四剂稍减。照前方去天麻，加木瓜、川芎。

右体酸疼麻木，迎风流泪，失明，是肝肾精血交损，致内风习习然鼓动，头目昏暗，所谓下虚必上实也。

用六味丸加龟胶、茯神、远志、河车。

诊脉弦滑，右关独大，头目晕冒，腿股疼痛。此风湿郁滞经络，郁久生火，火与风合，上凌空窍，蒙蔽清阳，致神不灵爽。急者先治，降火豁痰，而风自熄。

钩钩　甘菊　玉竹　半夏　橘红　茯苓　甘草　薄荷　石菖蒲汁　姜汁　竹沥

虚风偏中，调治两月，手足已能运动，误用熏灼取汗，梦泄则食减。姑拟一方，服三四剂。

至初五日，方得复延诊视，乃以定药。用都气丸煎料，如饮子煎法。

劫夺强汗，木躁火炎，营血耗，君相动，则精泄不固。今交清明，火土司升而烦躁，精采外越，须防狂乱，变幻不然。曷不观乎仲景太阳条中，火迫劫汗，亡阳之惊狂，起卧不安者乎！仿复脉汤意。

人参　桂枝　麦冬　生地　阿胶　炙草　牡蛎　龙骨　茯神

加姜、枣煎，冲入饴糖服。

脉左弦数，右关滑大，善饥肉脱，诸药不应。因思风横脾胃，煽烧中土，致寝食不能荣长肌肉，精力日衰。经云：二阳之病发心脾，其传为风消可知。子病必由于其母，脏病必连及于腑也。仿河间法。

黄芪　生地　牛膝　附子　茯苓　五味　人参　川断　石斛　玉竹　钩钩　枳壳　地骨皮

服十剂，小效。

照前方加羌活、防风，晚服。早服丸，安心方。

人参　天冬　麦冬　续断　生地黄　玉竹　地骨皮　钩钩　山药　茯苓　石斛　牛膝

蜜丸（桐子大）。煎、丸药前后守此法，四旬而痊。

诊脉沉而有力，舌焦身汗，神昏壮热，发斑，晦滞坚满，大便秘结。适合伤寒下格，邪气内盛，脉反郁伏之说。羌防辛散，徒耗其阴，于里症无与也。急当苦以泄之。

大黄　枳壳　厚朴　黄柏　犀角　山栀仁　黄连

脉细涩，少腹胀如覆盆，舌燥渴饮，躁狂便闭。乃心阳火炽，脏病连腑，气不宣化，致手足太阳之腑俱热。议用桃仁承气汤方。

寒热，胁痛，脉弦细数。系邪郁少阳不清。
小柴胡汤加桂枝、郁金、赤芍。

脉左关弦急搏指，两尺微细欲绝，啮舌，喉痹，腹痛吐蛔，皆少阴、厥阴见症。以其脉循喉咙，而气至则为啮舌。夫肾脏虚，水无坐镇之权，斯肉瞤而筋惕。此时不以回阳为治，虚之祸将何所底止。

人参　附子　白术　肉桂　白芍　甘草　陈皮　益智仁　淡干姜　吴萸

病过两候，脉不和缓，舌干鼻鼾，上哕下泄，非退象也。
川连　半夏　干姜　黄芩　炙草　广皮　竹茹　姜　枣

左脉细弱，右寸滑大，忽患腰痛，近因风热客邪，袭伤肺络，先议辛凉清上。
桔梗　半夏　桑叶　薄荷　杏仁　沙参　橘红　茯苓　甘草

脉弦滑，右关独大，寒热如疟，肢体麻木不舒，虽外感暑邪，然中虚尚有积痰，尤宜兼顾其里。
青皮饮去柴胡，加钩钩、玉竹。

喉痛，目胀，里热外寒，痰咳，渴饮，此系伏气为病，名曰风温。过投温散，夺液伤阴，致寐中躁扰多烦。

经云：卫气行阴，乃得安寐。今少寐即烦躁，显然阴不交恋而动越也。节庵云：过时而发，病不在表也；已经汗下，亦不在表。其忌于辛温表散可知。

复脉汤加天冬、玉竹、茯神，去麻仁、大枣，用鲜生地。

风温初起，即发谵语，自汗多卧，不发热而大便结。据述脉沉细数促，已经半月，犹以汗下劫夺，焉望向安？

余诊左脉细乱，右脉断续，口开目闭，舌板唇焦，不语失溲，头项强直，手足拘挛。种种恶象，皆成坏症，立法制方，殊为棘手。

至细按胸胁、脐下、少腹、宗筋上，凝滞不和，时复冲逆，此非动气，亦非燥叙。

因思六旬高年，津液已枯，素多操持拂郁，夏初省墓，强涉高巅，触山岚时气，越数日而病发，乃阴气不荣，阳邪郁伏，少阳开合不得司，枢转不利，而清浊升降失度，经络机窍不灵，即《内经》所谓：精不能养神，柔不能养筋也。

考古法中，陷阳入阴，气血顽钝，每取味中之气，从阴引阳，开之通之，清之泄之，补以运之，都以督之，冀其流利转运，关钥渐开，机窍渐通，庶可斡旋于万一。

地黄引子用羚羊角一钱、北沙参三分、玉竹三钱、茯苓三钱、益元散三钱，煎汤代水。另冲人参一钱，温服。

脉右微弱，左弦细。木燥血枯，肾阴虚损，肝风内动，火灼津液，气壅生痰，阻塞机道，机关不利，项强肢挛，筋脉不荣，神倦流涎，语言艰涩。

经曰：诸风掉眩，皆属肝木。木失水滋，母病而累乎子也，第质弱，病延大伤神气。治本则痰火未清，治表则本元耗散，风淫所胜。治以甘寒，中土不伤，表本兼施矣。

玉竹　钩钩　天麻　茯神　当归　白芍　牡蛎　炙草

神脉稍清，语言略爽，流涎，挛痛，仍复如前。经云：肝痹善痛，大筋软短，小筋弛长；肾痹善胀，尻以代踵，脊以代头。肝肾血痹，筋骨焉能流利。仍用前法加减，缓调，多服为宜。

人参　玉竹　茯神　远志　牡蛎　钩钩　天麻　紫石英

以上早服。

人乳　竹沥　姜汁　梨汁　桑枝尖汁

各取一小杯，煎膏，调入血珀末二钱、羚羊末二钱、胆星末二钱，蜜二两，熬收膏，开水冲服。

脉虚滑数，两尺微细。久病羸弱，肝肾式微，阴不交阳，心神不聚，胞络空虚，痰火内蕴，乘虚厥动，精识蒙蔽，虚中夹实，语言失绪。早安神，益心肾为宜；晚涤痰火，不失病机。

努力负重伤中，气胀不舒，脘痛，按之有声，脉左细右弦，两尺空豁。因病久而气血交损，且调中气。

又，服调气药，胀痛稍缓，但按左胁下，气鸣响仍然不止。要皆饮邪外裹，脾胃不舒，所谓最虚之处，便是容邪之处。

外台茯苓饮加白蜡三钱。

凡厥，皆厥阴肝木，暴厥耳聋，此厥阳上冒清窍。食少呕逆，性喜酸味，肝病吐涎，治痰无用。

川连　白芍　乌梅　郁李仁　麻仁

关脉弦，尺脉弱，腰脊痛，少腹胀，气从左胁下绕脐攻逆，浊饮凝聚。下焦见症皆属肝肾，议温柔通利。

大熟地　白芍　牛膝　肉桂　桃仁　郁金　当归　大红绉纱

以上煎方。

肉苁蓉　熟地　肉桂　小茴　补骨脂　牛膝　川断　归身

以上丸方。

胁痛脘闷，气塞不通。日浦①烦热，小便赤色，而脉弦细。都因水亏木强，肝火上乘脾土。交春夏，木火升腾，前病复来矣。暂拟左金疏泄。

肝为至阴之脏，故痛发必交阴分。疏泄佐以养阴。

肉苁蓉　归身　白芍　川楝子　延胡　桃仁　茯苓　木香　广皮

痛起右胁，上及中脘，下趋少腹，脉弦急结歇止。此胆阳不舒，肝邪用时，则气血痹阻，冲突乎其间也。宗通则不痛之意。

当归　香附　丹参　青皮　茯神　通草　新绛　青葱管

脉数芤弦，肝肾真阴内损，阴虚阳搏血动，下溢淋漓。固当滋益肾阴，引血归肝。但肝病必然乘脾，又当佐以植土。

脉缓，灼火渐降，血自得引归本经。但汗多食少，色夺②，此阴虚阳无附也。急宜补气以扶血，无徒见血投凉。

---

① 浦：据文义当为"晡"。

② 色夺：中医病状名，指气色耗伤败坏。《素问·脉要精微论》曰："微其脉不夺色夺者，此久病也。"

胃脘痛，食少便溏，脉细弦数。此湿热积于上焦，浸淫脾土，而腑阳传送不行。治以香砂六君子汤。

营为水谷之精气，卫为水谷之悍气。阴虚火燥，则精悍之气不足以充营卫，使寒热食减，津液暗消矣。用复脉汤。

经云：血脱补气。以有形之血，不能速生；无形之气，所当急固。即太仆所云：无阳则阴无所生，无阴则阳无所化也。今以年高阳弱，络伤而血外溢。治病之初，但以滋阴降火为事。不知周身之血，皆统于脾。脾恶湿而喜甘，过用归、地、芩、连，壅于脾胃，则中州窒塞，升降无由，遂成胀满之候。况元气所虚，平昔思虑过多，郁肝脾之阳，久已不化。去冬先患肿毒，后即继以血症。血去则脾损，而气遂弱矣。

今诊脉虚弦不和，两关促大而涩，可知病起因由，皆关脾肝两脏。是时急于寒凉止血，遂令屈曲之水愈陷于壅塞之土。时当春令，不复望有畅茂条达之机。急者先治，莫越调脾和胃之法。则决渎宣通，州都运化，而胃气自能下行。脾气游溢，自可致精于肺，以通调水道。斯清浊可分，上下无不条达。中土既和，精悍得以四布。又何必拘于开鬼门、洁净府、逐水消肿之险剂，而能始释哉。

补中益气汤去黄芪，倍人参，加茯苓、泽泻、姜、枣，煎。

胀久，气日益衰，致胸腹脐渐硬，食下更甚。虽云脾病善胀，要亦肝肾少司摄纳使然。医家专事辛燥，罔顾下元虚损，多见其不知量也。

金匮肾气丸，五加皮饮煎汤，过服。

咳逆浮肿，脉浮弦数。宗仲景汗出恶风，越婢汤法。

越婢加茅术、桑皮、苏梗、大腹皮、姜皮。

脉缓，咳减，风水已退。从脾肺两经调养。

葶苈子　车前子　广皮　茯苓　苡米仁　白术　姜皮

脾病则九窍不利，以至阴之脏，不得阳和舒布。斯水谷入胃，传送不行，清浊混乱，遂成腹满肿胀之病。此经旨所云：脏寒生满病，三阴结，谓之水也。

病者妊前，即患喘咳，产后继以肿胀，经今百有余日。脉来微弱无神，在右尤甚，可知气血式微，中焦窒塞，升降无由，州都失职，决渎不宣，日居月诸，灌入隧道，精液脂血浸淫，津液悉化为水。读病机一十九条，所以胀病独归脾土，盖脾损则不能散精于肺，而病于上；胃损则不能司肾之关钥，而病于下；三焦俱病，再以纯阴之剂投之，求其向愈，岂可得乎？勉拟东垣脾宜升，胃宜降，合以回阳，不失乎人事之当尽也可。

真武汤加肉桂。

脉细弦急结，痞积伤中，浊阴阻塞升降，气滞血亦不调。去年失血，今中脘坚硬，面浮足肿，气逆喘促，烦闷，皆中宫久窒，转运之枢轴不行耳。病已沉痼，难许告安。

大腹皮　赤苓　苏子　滑石　蔻仁　橘红　山栀　半夏　沉香汁冲三匙

后方用连理汤。

左脉沉细涩滞，右关滑实不调。此中焦气结，痰滞，胃阳困顿。胁痛，腹胀，饮食减少，虑成中满。议分清饮邪，先从气分治。

苏梗　杏仁　木香　茯苓　青皮　郁金　橘红　半夏　白

芥子

脉沉细，肝肾交损，阴中之阳内离。健运不司，食减腹胀，乃脏寒生满之渐也。宜用温中汤宣补。

熟地炭　熟附子　肉桂　炮姜　益智仁　炙草　广皮　茯苓　焦白术

关脉弦急，尺细涩，脘中胀痛，牵引腰脊，气塞填胸。由平素怫郁伤肝，木燥生火，水亏少生化之源，致便结溺赤。暂服金铃子散，再商滋补下元。

柏子仁　首乌　半夏　当归　广皮　白芍　金铃子　延胡　茯苓

脉数大弦滑，两尺独微，六旬外，虚风内动，乘机骤中，右半不能转侧。体质丰厚，身中阳气素亏，气促痰升，致神不爽健。从《内经》风淫所胜，治以甘寒。

向多痰嗽，食下噎塞欲吐，胸中痰闷不舒。高年阳气难复易亏，徒理其阴，焉中病之肯綮？拟升胃清阳论治，所谓离照当空，阴霾必散也。

用大半夏汤加干姜少许，大效。后服人参、白蜜、半夏、干姜。

胃气痛逆，上引胸胁，纳食则胀痛猛甚，脉迟弦滑。此多思郁结，气陷于土，脾不升，胃不降，故水谷之海壅闭，所谓不通则痛耳。宜疏木以达之，合乎《内经》胜克治病之旨。

四磨饮合逍遥饮。

胃气，食少便溏，脉细弦数。系湿热郁于上焦，浸淫脾土，而腑阳不行传送。从太阴、阳明治之。

白术　半夏　厚朴　广皮　甘草　茯苓　大黄酒浸

人身气血，流布筋俞脉络，全赖中州施化，得以纳谷生精。考之《内经》，外伤以独取脾胃，以立论也。今诊脉弦细而迟，胁痛吐血，得自力伤，不独金水交亏，原土衰少生化之权，致吞酸脘痛，妨于饮食。即东垣所论，戊土无火不通，而病斯作。宜温中辛散，佐甘淡，苦以泄之。若穷补下焦与太阴之脾，藏愈窒矣。

厚朴　杜橘红　炙草　草豆蔻　茯苓　干姜　北沙参木香

痛缓，嗽减血止，饮食渐增，坤土健运已行，木火亦能和敛。然体弱难以骤补，宗缪仲淳脾肾双补法。

北沙参　茯苓　芡实　麦冬　扁豆　生地炭　白芍　刺藜　枇杷叶

肾为藏精之腑，木为相火之官。真阴亏，相火旺，而精泄不固。所谓精不养神，阳虚必走也。夫耳者，少阴、少阳寄窍，脉络所主之地。精不守则龙雷不安，上扰清空，以致耳鸣震动，上实下虚。法当厚味填阴，介类潜阳，取经文上病治下旨。

紫河车　大熟地　龟胶　秋石　人乳粉　牡蛎　锁阳　菟丝子　肉苁蓉

蜜丸，开水送下。

诊脉心部数动，两尺微弱。凡阴不交阳，心君妄动，耳鸣失听，梦多遗泄。盖肝阳左升太过，由肾气收摄少权，以填补下元，导引静镇为主。

大熟地　山药　茯神　萸肉　牡蛎　龟胶　五味子　远志　菟丝子　芡实　麦冬　樱子　磁石

蜜丸，开水送下。

脉数大，按之微弦。湿热交蒸，脾阳不舒，浊阴下陷膀胱，致便浊，遗溺引痛。淡以渗之，苦以泄之。

茯苓　泽泻　滑石　知母　山栀　远志　竹叶　菖蒲

疾走远行，则肾肝损于内；冒暑临深，则热湿蒸于外。积久乘虚，从外至内，交互郁阻，注肾成淋，着肝为疝，致溲浊睾胀，痛引少腹，虑成疝瘕之累。

阿胶　毛术①　泽泻　赤苓　川楝子　延胡　牛膝　乌药　青木香

小便淋浊，精随溺泄，脉至弦散，两尺微涩。乃少阴肾脏有亏，致太阳腑气不化，用滋肾丸法。

川连　肉桂　生地　菟丝子　车前子　甘草　杜仲

脉症气结在上，中脘阻塞，涎吐。男子中年后，阴气先伤，津不运行，叙湿成痰，闭厄②胃阳，得食则痛，欲呕，辘辘有声，老年噎格之象。

旋覆花　新绛　代赭石　茯苓　橘红　半夏　淡干姜　炙草

脉左涩右滑，酒客伤中，胃阳痹阻，营血内枯，燥火易动，气逆胸痞，吐痰，食入噎塞，大便燥结。所谓上焦不通，则下

---

① 毛术：茅苍术，简称茅术。
② 厄：原作"呃"，据无锡抄本及文义改为"厄"。

脘不行，老年阴液已亏，怕有关格。

鲜生地　半夏　人参　茯苓　麻仁　白蜜　活水芦根

煎汤。

久咳气逆，未有不扰动乎肾者。入秋，气逆善嗳，肺胃之清阳已离，胸痹刺痛，会厌噎塞。今则食下阻隔，多噫白沫，自下泛上，腹右动气筑筑，乃气伤血槁，肺不清降，肾不纳已，成痛格重症。宗仲景噫气不除，用旋覆代赭汤。

旋覆花　代赭石　人参　甘草　半夏　姜　枣

临服冲入白蜜数匙。用金匮肾气丸，蜜汤送下。

积怒动肝损营，乃燥气乘复，上噫气，下泄气，由血少叙藏，流而不行，痹阻厥阴，所致喉不利，胁痞痛也。况脉至右滑左涩，涩为戕肺，滑为阳甚，金刑木位，胆阳不舒，脘中迷痛，食减液消，有年来矣。但今值疟后，余邪未清，先宜清暑和标，再议治本之治法。

麦冬　茯苓　半夏　橘红　扁豆　丹皮　石斛　花粉　枇杷叶

服三剂。用清燥救肺汤，又服三剂，再用后药。

经云：脾病善胀，多嗳气如败卵。又谓：阳明络脉走于心，烦痛则噫。明是土无木制，升降不宣，而脘痛痞闷，噫气，无非肝伤所致也，且肝属厥阴而藏魂，虚则多梦。病从左胁渐至中脘，行肩背，筋脉烦疼，下午更甚，梦寐不安，何一非肝伤延及心脾之明征？高年患此日久，元气枯耗，议以和营兼以和通，庶可中病肯綮。早服归脾加减，晚用越鞠。至半月后再诊，诸恙向安，惟脘痛不舒，脾不健运，谷食未加，败卵之嗳气犹然也。

人参 茯苓 白术 当归 远志 丹参 木香汁 沙苑 橘红

食下噎塞，涎沫上泛。系浊痰阻塞，上脘阳气郁遏，津不运行，故甚则肢体厥逆也。

苁蓉 川贝 麦冬 茯神 芡实 杏仁 橘红 蔻仁 沉香 牡蛎 北沙参 枇杷叶 青盐炒

煎汤泛丸。

人在气交，法乎天地，值长夏火土发泄，脾肾两亏，不忍炎暑，食减脘闷，喉燥音低。当此流金烁石，离能燥物，尤宜加意于保真。

四君子汤合生脉散。

神伤于上，精损于下，药力难填其空匮。林泉清处，心旷神怡，天真可图来复。

熟地 远志 天冬 芡实 茯神 人参 龟板 苁蓉

虚能受补，病家最妙生色①，然秋夏以来，诸症不能尽退。由病久生郁，多思损脾，致肌肉日渐暗消。情怀开畅，庶可向愈。

人参 茯苓 白术 补骨脂 半夏 广皮 川断 杜仲 归身

咽喉肿胀，气塞眩冒，心悸汗泄，食减便溏，脉至细小涩

---

① 生色：即起色、好转之意。清·唐甄《潜书·为政》："良辅曰：武乡之民何如？对曰：有生色矣。"

数，此心脾之亏。由肝肾内亏，致阴火亢逆，上凌少阴循经之地。归脾理营，泥于心脾，于少阴之肾脏有何关会。

人参　茯苓　麦冬　归身　白术　紫石英　枣仁　益智仁　青铅

久淋久带，必伤肝肾之阴，致奇脉交损，腰脊垂痛，维纲不正，寒热交作。女科以肝肾为先，此宜柔剂缓调，以和八脉。

人参　紫石英　龙骨　牡蛎　阿胶　当归　鹿角霜　白芍　五味子　炙草

脉数，口甜，善食易饥，渴饮便数，是因过啖肥甘，积久酿热致病，发为脾瘅。子和云：消烁万物，莫甚于火。脾阴亏，邪火亢，肾元五液少，而背为之痛。脾土为诸阳之本，脾病则肢节为之酸也。议玉女煎，合经义辛香荡涤，陈气立法。

玉女煎加人参、省头草，煎汤代水。

病后虚风柔痉，精气内灼，热之汗多，乃巨阳失守，气易外浮，筋脉不得滋荣，而手足振掉，由是起也。神志失其内守，而口噤不语，所谓精不养神，柔不养筋也。但脉涣无神，直视失溲，脉症俱系脱象，势难挽救，再请商明裁酌。

生脉散。

心脉涩，胃脉滑，两尺微，胸胁烦闷，气升兀兀鼓动，咽喉窒塞，多嘈杂吞酸，汗多面赤。心阳虚火，上浮燥肺，令其贲郁[①]，清肃不得下行。子和云：清气不得下行，火炎槁木，而道路不得清利，精液日消。拟嘉言清燥法。

---

① 贲郁：《素问·至真要大论》曰："诸气膹郁，皆属于肺。"据文义当为"膹郁"，中医证名，指呼吸气促，胸闷痞满不适。

桑叶　麦冬　阿胶　牡蛎　石膏　杏仁　贝母　橘红　枇杷叶

左脉弦，右寸滑大，幼年数载不痊，过劳感寒即发。此风痰结于肺底，积久竟成窠囊，阻塞空窍，清肃不令下行。且肺病善咳，咳久未有不传至三焦者，每至少阳气分用事，喘促更无定息也。早用化痰以定喘，晚用复脉以和阴。

海浮石　苏子　杏仁　桑皮　贝母　橘红　紫菀　北沙参　马兜铃　枇杷叶

晚用炙草汤。

形质丰厚，而耐升发，脉小数动弦，此情志变蒸之火，起于肝胆，上炎卫咽入头。内因之症，怡悦可解。至用药方寸，仅可取效，断难杜绝根底。

生鸡子黄　川连　细生地　阿胶　知母　黄芩

凡人身半以上，皆阳气游之所，胸中气逆，上部浮肿，中下无病。读仲景胸痹论，以轻剂微通其阳，仿此为法，与薤白汤。

时感湿温之气，阳明蓄热发黄，非疸症可比也。今脉数无神，便秘已及两旬，肠胃枯燥，腑气不通，心营肺卫，悉被阳邪劫伤，内不守，外不护，而致神昏头汗。但延久正气日伤，邪火内踞，有正邪交脱之虞，攻补两危矣。

鲜生地　鲜首乌　麦冬　川连　滑石　枳实　山栀　瓜蒌霜　茵陈　人参　大黄

脉细涩滑，两尺无神，初起咽喉肿痛，阴气下虚，阳浮上冒。近因五火挟痰，上亢胃腑，乘虚暴中，跌仆口噤，呕吐黑血，气秽，唇燥舌干。古称肺为水之上源，主司五气，肾为关钥，主司五液，水源不清，则关门不噤，遗溺便泄，有由来矣。今则痰火蒙闭于上，本气暴脱于下，际此险途，难许无变端也。

西角　天竺黄　川贝　北细辛　麦冬　菖蒲　姜汁　竹沥

久咳不已，则三焦受之，心烦欲吐，盗汗，则肺金清肃伤于上；食减，腹痛，则脾土健运失于中；便溏，咯血，则肝肾之真阴，损于下矣。潮热不止，阴液日渐消涸。宗仲景阳虚小建中汤，阴虚炙甘草汤。

幼年弱体，咳嗽失音。阳浮必盗汗，阴虚生内热。近因春升发泄，风热乘虚袭入肺络，而咳更无停止。宜以清上为先。

用补肺阿胶汤，加玄参、地骨皮、茯神、枣仁。

大凡腹痛，脉多沉迟。然按之有神，方为有胃气也。今沉细如丝，寸关歇止，知平素谋虑伤脾，延久戕及心脾。心病血不流，脾病食不化，胶滞凝聚，中脘先成痞块，从微至着，暴腹胀大如蛊。医家不明，肝喜疏达，脾升胃降，治法非苦降即温补，致脏腑气血，日以困顿，无怪乎愈治愈剧。但经百日以来，精神日告匮乏，即进药饵，亦杯水沃燎原也。

病后失调，胃阳窒塞，中脘痞结，阻隔上焦，烦渴善饮，二便秘结。即《内经》：二阳结，谓之消也。法当养金生水，软坚消痞。俾得清升浊降，胃津游溢于上，肺气通调于下，病可痊矣。渴而能食，则必发疮疡；渴不能食，必成中满。失调久延，可虑，莫道赠言之不祥。

麦冬汤合四茯散。

先痢后泻者，其病退；自泻转痢者，其病进矣。谷食与湿火胶结，坚积不通。经云：胃为传道，肝主疏泄。故其肝胃而痢得稍减者，糟粕之常行也。但痢久阴亡，火必燔灼，身热舌干，最难速愈。所谓火不尽，则气不达，况阴无骤充之由，用缓调和剂。

生地炭　白芍　黄芩　郁金　赤苓　木香　广皮　楂炭红曲

脉数，咳嗽汗多，食减色痿。所谓疾走远行则伤肾，形寒饮冷则伤肺也。近加寒邪外侵，宜先清散其表。

桂枝汤加麦冬、橘红、北沙参、杏仁，去大枣。

血脱日久，阴气难以骤复，过劳则脊膂微痛。此因营虚，致督脉亦伤。平旦舌苦、舌干，脉反见数，可知阴液内损，则君相之火易升动也。

生地　茯神　女贞子　紫菀　枣仁　天冬　阿胶　芡实　麦冬　丹皮　枇杷叶

脉数空大，色痿骨蒸，不嗜食。精气内燥，深虑其情损也。经云：人身卫气行阳则寤，行阴则寐。今昼倦卧，而夜不安寐，其阳跷阴跷，皆失所资矣。古称润可生津，温可除热，宗此立法。

人参　黄芪　玉竹　天麦冬　枸杞子　枣仁　茯神　芡实

少年冲阳动逆，从左旋右，上攻胸脘，刺痛。皆肾阴少司收摄，肝阳升发肆横，血即随气，咳吐而出。盖相火不安，未有不挟君火扰动，欲使气纳元，理宜静药导引。

人参　熟地　补骨脂　阿胶　萸肉　茯苓　秋石　柿霜

大凡阳主动，而阴主静。烦劳耗血灼精，则善饥而消渴。惟静养百日，不至暴中，失血为妙。

人参　熟地　天冬　黄柏　知母　龟板

冬令失藏，肝风内动，忽然眩冒，心腹痞，便血。盖五行变动，莫甚乎火风煽灼，阳扰乎中，肝脾偶失藏聚之功。所云：阴络伤，则血下溢①。

制首乌　柏子仁　白蒺藜　生白芍　地榆　茯神　枣仁　木瓜　乌梅肉

左脉短数，较甚于右，肢体虚浮，倦卧痿弱。因去血过多，气亦无附，近交夏至节前后，阴阳升降之大关，吉凶由此，而要谨之慎之。

黄芪　当归　白芍　白术　炙草　茯神　远志　龙眼肉　枣仁　阿胶　鹿角胶　龟板

性善躁郁，相火易动，忽崇朝而诸病交作，四旬来，微热，舌干便燥，胸痞胀满，坚硬不食。此以无形气病，渐成有形痰结，所谓虚而不受补也。滋则助胀，燥则伤阴，惟丹溪消补并用，既能宣壅，复可通津，适合此病揆度。

生地汁　麦冬汁　牡蛎　知母　川贝　广玉金　谷芽　广皮　蔻仁

脉细弦滑，胸中胀痛彻背，纳食则胀痛益甚。此系清阳气病，名曰胸痹。虽天癸不调，断无和肝补脾之理。

薤白　瓜蒌皮　半夏　茯苓　厚朴　桂枝　郁金　白酒

① 阴络伤，则血下溢：《灵枢·百病始生》曰："阴络伤，则血内溢。"

客寒犯胃，中气乘隔①，蛔厥则呕，腹痛则泄，病属厥阴肝脏。肝性喜酸，仲景乌梅丸法，合乎厥阴条下利吐蛔论治。

风温见症，脉躁神狂，胸腹胀满，身半以下痛难转侧。此邪风邪火搏击，致营卫气血之流行失度。妊身五月，际此险途，难免胎坠。

黄连　黄芩　黄柏　栀子　犀角　丹皮　鲜生地　玉竹　甘草

大汗，过经不解，热郁熏蒸肺胃，致发颐毒，险症。辛凉清解为先。

连翘　大力子　柴胡　桔梗　玄参　赤芍　花粉　马勃　甘草　石膏

溺短缩，少腹痛。此肝肾藏阴亏损，膀胱气不宣化。从下焦虚损治法。

牛膝　茯苓　熟地　小茴香　归身　苏梗　沉水香　益智仁

诊脉左弦劲，右细数，气逆从左上升，引胸脘而闷痛，食下噎塞，高年精血内枯，恼怒伤肝，横逆中土，上凌肺，下侵肾，致咳呕便秘，清阳不升，浊阴不降，关格之渐也。拟缓肝润燥，以开通其经隧。

鲜生地　阿胶　桃仁　半夏　郁金　茯神　广皮　归身　芦根　姜汁

---

① 隔：据文义当为"膈"。

校后记

姜大镛（公元 1740~1814 年），字鸿儒（鸿如），一字梦桥，号冶夫，清代江阴人，为姜健从子。乾隆三十九年（1774 年）举人，赐著士，例赠修职郎太学生。姜氏资性英伟，豁达喜施，能文章，工吟咏，精医，名躁大江南北。江苏按察使琅玕曾赠"江上阳春"匾额，《江阴龙砂姜氏宗谱》卷一有传。著有《调鹤山庄医案》《鸣秋集》《典山庄诗抄》均佚。

清·王家枚《龙砂志略》载其"以业医余绪兼及于诗者……先生之诗，天机清逸，有长庆之层折而不流于浅"。清·金武祥《江阴艺文志》卷下，记载姜大镛与蒋清怡、陆石麟等 6 人同撰有《幽谷莺声集》，亦佚。

早在 20 世纪 80 年代江阴叶秉仁老先生曾对姜氏世医进行较全面研究，基本勾勒了龙砂姜氏九世名医谱框架。根据叶先生考证，姜氏家族原籍浙江绍兴，明末始迁居江阴华士，自明季至清代，九世业医，薪火传承，历二百余年，"以医起家，以医名世"，是龙砂医学流派中世家流派的典型代表。

一世姜斌，字玉田，生于明·天启四年（1624 年），卒于清·康熙十八年（1679 年），原治儒学，及暇则涉猎医书。对本草尤为究心，曾订正相传之误多处，开龙砂姜氏世家医学之端。

二世姜礼，字天叙，生于清·顺治十一年（1654 年），卒于雍正三年（1725 年）。"好读书，善医术"。孔广居《天叙姜公传》谓华墅"代产良医"，而"又独推姜氏"。著有《仁寿镜》《本草搜根》，均已亡佚。

有《风痨臌膈四大证治全书》一书传世，书中对风痨臌膈四大顽症的辨证论治作了详尽阐述。

文献记载，姜氏"日记得失，终身不息"，厚德怀仁，普济慈航，"每遇贫者施诊"，"出囊中药治之，不取值"。近年学苑出版社出版的《历代日记丛钞》中，收录了清·光绪年间稿本《姜天叙日记》，印证此说。同时，《姜天叙日记》中还记录了很多有价值的验案、效案。

三世姜宗岳与姜宗鲁，继承家学，均以医名世。宗岳笃信仲景学说，曾著《论诊治验》，宗鲁曾著《龙砂医案》，惜散佚不全。

四世姜健，讳人龙，字体乾，号恒斋、行一。文载姜氏"精医理，直造仲景之室，按症施方，恒治人所不能治"。他曾寓居苏州，时叶天士医名正盛，求诊者众，亦每有弃之不治者，体乾诊之，多有良效。体乾讲究医德，《姜氏宗谱》说他"性高洁，落落寡合，大人先生踵门就诊者，或以银锭为公寿，亦置之不顾，一如诊贫病者"。又据说叶天士当年赞赏体乾的医术，曾专程去华士邀请体乾赴苏城共事，体乾则谓"余居穷乡，贫病者多"而谢绝之。

五世姜大镛，承季父体乾之学，一以《内经》《金匮》《伤寒》为宗，旁取刘河间、李东垣、朱丹溪、薛立斋诸家。治病有奇效，凡"有求医者，投剂立愈，名遂噪大江南北"。

大镛有子三，为姜氏六世。长子学海，次子起渭，幼子星源，为诸生，并以医世其业。其中起渭较胜，"每为人治病必再三审察而后定方，遇疑难者辄寻思达旦"。

七世姜树芳，讳之檀，生于嘉庆十二年（1807年），卒于咸丰六年（1856年）。因仕途不利而志于祖业，"十数年间医名鹊起，当道延致无虚日，求诊者户外履恒满"。

八世姜蔼堂，"性好施，能急人之急，为人治病，辄着手成春，贫者兼赠以成药，数十年如一日"。

九世姜泳仙，亦以医名蜚乡里。

《龙砂姜氏医案》一册，不分卷，题名"冶夫姜大庸鸿如著，孙之檀校"，为毛边纸毛笔楷书竖排抄写，现藏于无锡市中医医院图书室（下简称"无锡抄本"）。全书载有126则医案，案语精美，引证经典，信手拈来，文气十足，具有清代医案风格。

《龙砂医案》一册，不分卷，题名"姜鸿如著"，为毛边纸毛笔行书竖排抄写，扉页右上角有竖写繁体楷书"卖锡"两字。该书原藏于苏州医学院图书馆，今苏州大学独墅湖校区炳麟图书馆（下简称"苏州抄本"）。全书共载医案111则，内容基本同"无锡抄本"。

笔者做版本调研时，发现苏州抄本《龙砂医案》与署名"旭高王　林著"的抄本《王氏医案》，仿线装合订为一册。抄本《王氏医案》，从署名形式看，王与林两字之间有一个字的间隔；另外，因王旭高名泰林，旭高为其字，由此可知"旭高王　林著"，应为"旭高王泰林著"。

从《龙砂医案》与《王氏医案》两书抄写笔迹看，可能不是同一人，或者是同一人采用不同字体抄写,《王氏医案》抄写明显工整，楷书字迹清晰俊秀。

从该馆藏书章看，为1956年12月31日戳。笔者分析，此两本书，本不在一册，是购书人或者藏书人因其都属于医案类著作，或都属于龙砂医家，或都是卖于无锡，或有其他关联原因，故将两书合订在一起。

两个不同版本《龙砂医案》，都署名姜鸿如，而《龙砂姜氏宗谱》《江苏历代医人志》等相关文献，都无姜鸿如著《龙砂医案》记载，仅载其有《调鹤山庄医案》，且佚。据《姜氏宗谱》记载，姜宗鲁曾著有《龙砂医案》，并已亡佚，而姜宗鲁是姜大镛的祖父辈。但如果从"无锡抄本"署名中"孙之檀校"的断句来分析，还是有其可信度，因姜氏第七代姜树芳，讳之檀，即姜树芳或称姜之檀，乃姜鸿如之孙，如果此书经其孙（姜）之檀校勘过，当可作为一重要佐证。

历代龙砂医家十分重视临床医案，他们除了编著自己的个人医案外，还注重医案的研究，如龙砂名医柳宝诒编著的《柳选四家医案》影响甚大，流传甚广。许多医家没有专门著作，但都有个人医案传世，后人可以通过医案挖掘整理医家的学术思想、临床经验、用药特色。

经研究发现，苏州抄本中所载医案在无锡抄本中皆有收录，只是有一些微小差异。而两个抄本中都将清·姜成之所辑录《龙砂八家医案》中戚云门先生 87 例方案全部收录，内容基本相同。这部《龙砂医案》很可能是姜氏家族内课徒授业的医案集，也可能是姜鸿如本人所录笔记，里面有自己的医案，也有龙砂其他医家的医案。从文献保存角度出发，此次文献整理过程中，将苏州抄本《龙砂医案》保持原貌作为附录。

经过研究这些医案，可以得出以下主要学术特色。

1. 精于脉理，见微知著了然于心

从医案分析，姜氏对脉诊很重视，部分医案虽仅记载脉象，寥寥片语，已定机要。另外，姜氏熟谙脉诊，常据脉象推判病情属性与变化转归，如痰饮案，据"况脉来右滑左平"，判断"与肝病有间"；又如，治常熟方某感时症，初诊据"脉来左细右滑，重按空虚"，认为"虽有表邪起见，然新邪反附旧邪也，汗、下均非所宜。惟有理中一法，适合此病肯綮"，复诊见"六脉俱已弦数"，进而判断"与昨较胜"，三诊因"所嫌右寸独弱"，得出"可知脾气不舒，胃气困厄也，当用升降阴阳法"之论。

2. 博采众长，经方时方灵活运用

姜氏善用《伤寒》六经辨证。如，治某首诊属太阴，二诊判定"有转退少阳之象"，用一则病案很好佐证了六经传变中"阴证机转"的规律。姜氏用经方或原方，或取意仲景，医案中可见"议用桃仁承气汤""用复脉汤""金匮肾气丸""用越婢汤法""真武汤加肉桂""旋覆代赭汤""麦门冬汤合四苓散"等，以及"宗仲景旋转清阳方法"等载述。诚如宋·许叔微所言"予读仲景书，用仲景法，然未尝守仲景之方，乃为得仲景之心"。

同时，姜氏还能融经方时方为一炉，对虎潜丸、越鞠丸等时方也运用自如。

3. 重视药物，药贵道地炮制得法

姜氏临床用药十分注重道地药材的运用，同时讲求炮制得法。从所载医案可见，川连、浔州薄桂、茅术、官拣人参等运用；案中所用半硫丸，还特别指出"务要苏郡雷允上者可用"。在炮制方面，因需而施，四制香附、九制首乌、九制於术、熟地要砂仁末拌煮然后再用酒蒸……同时，注重分部用药，如用归身、桑枝尖等，不一一举例。

4. 讲求时机，早晚分治因症所施

注重运用五运六气理论指导临床是龙砂医家的重要学术特色之一，尤以姜氏世医姜体乾等善用司天运气方为代表。基于运气理论，注重"天人合一"，讲究顺气运，抓时机。从相关医案也可以看出姜鸿如注重节气时令致病。如，治疗赵云松令郎，"自左胁至胸脘，气逆升腾，上泛欲呕，交秋冬更甚"，认为"秋为燥令，不能制木，反助木之燥也。今拟早用保肺和肝，晚用养阴纳气之法"。

此外，在治疗上，采取分时段治疗，如，治某"涎沫上泛，盘旋咽喉"，早服遵变胃之法所拟方，晚服辛润平肝通络。再如，治某耳鸣重听，健忘泄精，属心火刑金，脾弱失运，早用心肾交通补养，晚用和中育脾、清气化痰之味佐之。

5. 汤丸膏方，酌盈济虚因需制宜

汤丸膏方在临床中各有优势与适用范围。姜氏治疗虚损症，常配合丸方、膏方。如，案中治疗一虚损病患，用生精羊肉十四斤切

薄片，淡水熬膏捣去油，九制於术漂淡四两，砂仁炒一两，漂淡苁蓉二两，天冬去心炒一两五钱，牛膝盐水炒二两，绵黄芪去心蜜炙二两，归身炒三两，山药炒四两，枸杞子炒二两，菟丝饼炒四两，共为末，即以羊肉胶打丸，稍加肉桂末四钱，早上开水送下一钱五分；晚上配合百花琼玉膏进服。凡此病例，不再罗列。总之，姜氏临证因需制宜，调膏制丸，酌盈济虚，自有心法。

　　本书在整理过程中，尽管用心做了许多工作，但由于学术水平有限，难免有疏漏不足之处，企望大家不吝赐教！

校注者

2018 年 12 月